Emer Log エマログ
2024年春季増刊

新人・先輩
一緒に学べて根拠がわかる

救急ナースの
看護技術

虎の巻

編集

苑田 裕樹

令和健康科学大学 看護学部 専門職育成講師／
臨床シミュレーションセンター

JN091917

MC メディカ出版

はじめに

　私たち救急看護師は、患者を救命すること、そして後遺症を最小限に抑え、その後の生活・人生を救うことこそが重要な使命と考えられています。救急看護師には、救急蘇生処置、止血や骨折時の処置などの応急処置、医師が行うあらゆる処置や検査の介助、また患者・家族の精神的なケアなど、限られた時間でさまざまな看護を実践する役割があります。しかし、医療の高度化や専門化、医療機器の発展、緊迫した状況での迅速な判断と実践、および患者優先の救急医療においては OJT が困難などの理由から、救急看護場面にはさまざまなエラーが生じやすい状況にあります。

　そこで『Emer-Log』誌 2022 年 3 号特集「救急看護のエキスパートが指南する救急看護技術の極意！ ―しくじりはこれでさよなら」では、救急看護場面の 16 項目において新人看護師や若手の看護師が間違えやすい・失敗しやすい「しくじり事例」を挙げ、正しい手順、エラーの原因や臨床レベルの対応策について、「最新のエビデンス」と「ビジュアルでわかりやすく」をコンセプトにポイントを整理して解説しました。さらに救急看護のエキスパートナースの視点を盛り込むことで、臨床実践や指導内容のレベルアップにつながり、医療安全を守るために活用できる内容としました。読者からは①新人・中堅・ベテランでも "あるある" なしくじりポイントが取り上げられている、②しくじりポイントが写真で解説されていて救急初学者の指導に活用しやすい、③動画で看護技術がイメージしやすい、と大変好評で、このたび増刊化されることとなりました。

　本増刊では取り上げる技術を新たに 9 項目増やし、全 25 項目で構成しました。また、全項目に「こんなとき、どうする？」を追加し、新人看護師から中堅看護師まで広く学べるパワーアップ版の一冊としてまとめています。正しい手技と要点を整理し、しくじりとはこれでさよならしましょう。

2024 年 2 月

令和健康科学大学 看護学部 専門職育成講師／臨床シミュレーションセンター
苑田裕樹

新人・先輩一緒に学べて根拠がわかる

エキスパートが指南！
現場でよくある
しくじり99事例

救急ナースの看護技術 虎の巻

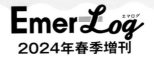

Emer Log
2024年春季増刊

振り返り＆
指導で使える
Web動画つき
▶動画

CONTENTS

しくじり事例目次

執筆者一覧

編集

苑田裕樹　令和健康科学大学 看護学部 専門職育成講師／臨床シミュレーションセンター

執筆 (50音順)

6 8 14 16 20
後小路 隆　陽明会 小波瀬病院 診療看護師／救急看護認定看護師

15 23 24
宇野翔吾　株式会社日立製作所 日立総合病院 看護局 救命救急センター 救急看護認定看護師

18 25
大瀧友紀　聖隷三方原病院 クリティカルケア認定看護師

10 11 17
大村正行　薬師寺慈恵病院 ER 看護師長／クリティカルケア認定看護師 (救急看護)

1 19
栗原知己　札幌市立大学 看護学部 成人看護学領域 助教

7 9
新行内 賢　日本医科大学多摩永山病院 中央手術室 クリティカルケア認定看護師

2 3 4
中田徹朗　宝塚市立病院 救急医療センター 副師長／クリティカルケア認定看護師 (救急看護)

21 22
福島綾子　日本赤十字九州国際看護大学 クリティカルケア・災害看護領域 講師／急性・重症患者看護専門看護師

5 12 13
宮田佳之　長崎大学病院 看護部 高度救命救急センター 副看護師長／救急看護認定看護師

1 酸素投与

キホン手技 ビジュアル解説

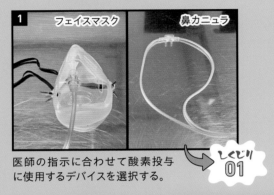

フェイスマスク　　鼻カニュラ

医師の指示に合わせて酸素投与に使用するデバイスを選択する。

しくじり
01

医師の指示に合わせて酸素投与量を調整する。

しくじり
02

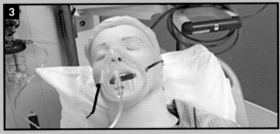

患者の顔面にデバイスを合わせ、フィッティングを調整する。

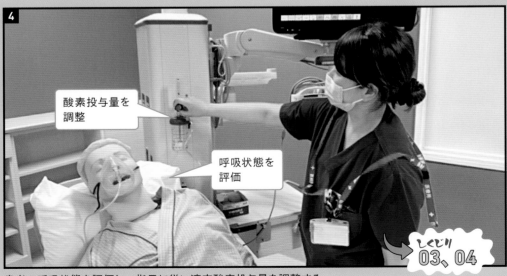

酸素投与量を調整

呼吸状態を評価

しくじり
03、04

患者の呼吸状態を評価し、指示に従い適宜酸素投与量を調整する。

✕ 新人が間違いやすい！ しくじり 事例

しくじり ✕ 01　COPD 患者に 2L/min 酸素を投与する際、フェイスマスクを選択した

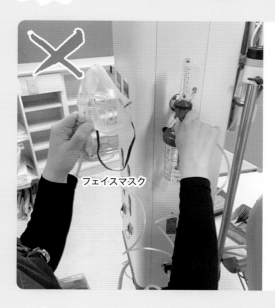

フェイスマスク

　COPD（慢性閉塞性肺疾患）患者に対しては、呼吸状態が悪化した際は SpO_2 88〜92％を目安に酸素療法を開始します。また、酸素療法を開始する際には鼻カニュラを選択し、1〜2L/min（吸入酸素濃度：24〜28％）の流量を目安に開始することが推奨されています[1, 2]。

しくじり ✕ 02　自発呼吸が弱い患者に、高流量鼻カニュラによる酸素投与を継続した

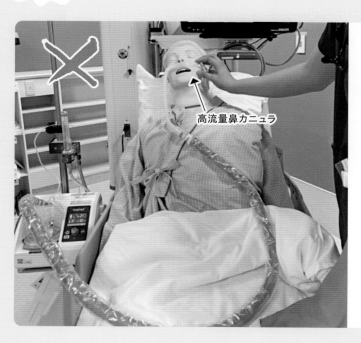

高流量鼻カニュラ

　高流量鼻カニュラ（HFNC）とは、吸入酸素濃度 21〜100％で流量 60L/min まで投与可能な高流量酸素投与デバイスです[1]。このデバイスは患者の呼吸仕事量を軽減させますが、自発呼吸が弱い患者や気道閉塞のリスクが高い患者には使用できません。

しくじり ✕03　SpO₂ は 100％を目標に、酸素流量を調整していた

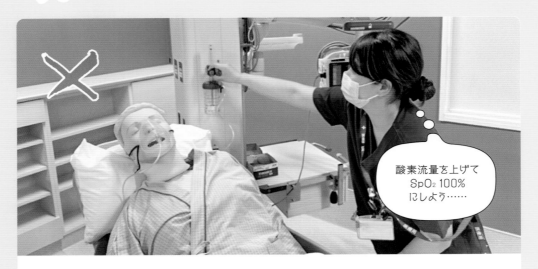

酸素流量を上げて
SpO₂ 100%
にしよう……

　一般的な呼吸不全患者に対する SpO₂ の目標は 94〜98％、Ⅱ型呼吸不全の患者に対する SpO₂ の目標は 88〜92％とされています [1, 2]。SpO₂100％ での管理は CO₂ ナルコーシスなどの合併症を招く可能性があるだけでなく、状態悪化時にその変化を早期に発見できない可能性が高まります。

しくじり ✕04　リザーバーマスクの一方弁を取り外し、リザーバーバッグを折りたたんだままで使用した

　リザーバーマスク使用下で酸素濃度を控えめにする場合、3 つの一方弁を取り除いて使用する方法があります。ただし、その場合にもリザーバーバッグは膨らませて使用します。

　通常の酸素マスクと同様に使用したい場合には、写真のようにバッグを折りたたむのではなく、バッグを外して同封される専用のコネクタを使用して酸素を接続します。

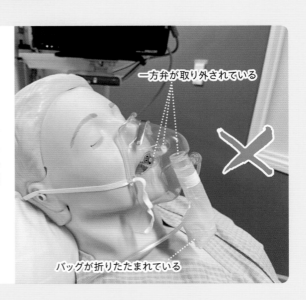

一方弁が取り外されている

バッグが折りたたまれている

✦ エキスパートが指南！ 安全に行うための極意

酸素投与デバイスとその特徴

　酸素投与デバイスはその特徴によって、低流量システム、高流量システム、リザーバーシステムに分類されます。

低流量システム

　患者の一回換気量以下の酸素を提供する方式であり、鼻カニュラやフェイスマスクなどを使用します。鼻カニュラを使用する場合には1〜6L/min（吸入酸素濃度24〜44%）[1] まで使用可能とされていますが、流量が高い場合には鼻の粘膜を刺激する可能性が高くなります。また、フェイスマスクを使用して低流量の酸素療法を行う場合、マスクの中に呼気ガスが貯留し、患者がそれを再呼吸することで身体のPaCO2（動脈血二酸化炭素分圧）が上昇する可能性があり、Ⅱ型呼吸不全の患者に使用する際には注意が必要です。マスク内での呼気ガスの貯留を予防するために、フェイスマスクを使用する場合には酸素流量を5L/min（吸入酸素濃度40%）以上とすることが推奨されています[1]。

高流量システム

　患者の一回換気量以上の酸素ガスを供給する方式であり、ベンチュリマスクやネブライザー式酸素吸入装置などを使用します。これらのデバイスは、患者の一回換気量に左右されず、24〜50%の安定した吸入酸素濃度を保つことが可能です。

リザーバーシステム

　患者の呼気時には酸素をリザーバーバッグに蓄え、次の吸気時にその溜まった酸素を吸い込むことで高濃度酸素が吸入できる方式であり、リザーバーマスクが代表的です。酸素流量は6L/min（吸入酸素濃度60%）以上で使用しますが、マスクと顔に隙間があるとそこから空気が入り込んでしまうため、予想する吸入酸素濃度に達しないこともあります。

　新人看護師はこれらのデバイスの特徴や、その注意点を把握せず、ただ医師の指示に従って使用することが多いのではないでしょうか。しかし、エキスパート看護師はこれらの特徴を把握し、患者の状況に合わせて使用するデバイスを医師に提言することもあります。酸素デバイスの特徴を把握しておくことは非常に重要です。

高流量鼻カニュラ（HFNC）のメリットと注意点

　高流量鼻カニュラ（high flow nasal cannula；HFNC）は、 しくじり02 で解説した通り、高濃度の酸素を高流量で投与することが可能です。加温加湿器を使用することで37℃、相対湿度100%のガスを供給することができます。高流量であるにもかかわらず患者が苦痛なく装着できるのは、この加湿によって鼻腔への刺激を軽減しているためです。

　HFNCの本来の役割は呼吸仕事量の軽減であり、正確な吸入酸素濃度の調整、高流量による上気道の死腔に溜まった呼気ガスの洗い出しや上気道抵抗の軽減、呼気終末に気道内が陽圧になることでのPEEP（呼気終末陽圧）効果などが期待できます。

そのため、NPPV 拒否例や NPPV の前段階などさまざまな場面で使用されますが、自発呼吸が弱い患者や気道確保が不十分な患者には、高流量の抵抗に伴う呼吸仕事量の増大や、呼気ガスの貯留が懸念されるため、使用を避けるべきとされています。

SpO_2 の目標値はどの疾患でも同じでよいか

SpO_2 の目標値について、しくじり03 以外にも重要なポイントが 2 つあります。1 つは疾病によっては目標値が変わるという ことです。心筋梗塞や脳卒中の患者においては、SpO_2 が 90％以上の状態では酸素投与をしないことが推奨され[3]、国内の「急性冠症候群ガイドライン」においても SpO_2 が 90％以上の患者への酸素投与は推奨されていません[4]。次に、高値の SpO_2 は患者に有害ということです。SpO_2 を 96％以上で管理した場合には死亡率が上昇する可能性も示唆されています[3]。過去には心筋梗塞の初期治療において積極的な酸素投与が推奨されていましたので、エキスパートの皆さんも注意してください。

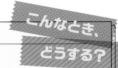

臨床例　酸素投与しているのに患者の呼吸困難が軽減しない

　呼吸困難のある患者に酸素投与を開始した後、症状が軽減しないことがあります。そのような場合は、改めて患者の呼吸状態を評価する必要があります。

　呼吸困難には低酸素（血症）の他に複数の因子が関連しています。動脈血ガスの PaO_2 低下、$PaCO_2$ 上昇、pH 低下により刺激された化学受容体からの情報が大脳皮質感覚野に伝えられ、「呼吸困難」という感覚が出現します[5]。酸素療法は、低酸素（血症）を原因とする呼吸困難に対してのみ有効です。つまり、$PaCO_2$ 上昇や pH 低下を原因とする呼吸困難は酸素投与では改善しない可能性があります。

　酸素投与前と比べて患者の呼吸状態は改善しているか、患者の重症度に応じたデバイスが選択できているか、投与量が適しているかなど、常に患者の呼吸状態を評価することを心がけましょう 表1 。

表1　呼吸器系のフィジカルアセスメントのポイント（文献 6、7 をもとに筆者作成）

視診	□呼吸パターン（数・リズム・深さ） □呼吸補助筋の使用の有無 □吸気時の胸郭の上がり方（形状、胸郭運動の左右差の有無）
聴診	□呼吸音（減弱や消失、呼気の延長の有無） □副雑音の有無
触診	□胸壁の振動の有無 □皮下の握雪感の有無 □胸壁の硬さ・可動域の制限の有無

引用・参考文献
1) 日本呼吸ケア・リハビリテーション学会 酸素療法マニュアル作成委員会ほか編. 酸素療法マニュアル. 東京, 日本呼吸ケア・リハビリテーション学会, 2017, 16-62.
2) O'Driscoll, BR. et al. BTS guideline for oxygen use in adults in healthcare and emergency settings. Thorax. 72 (Suppl 1), 2017, ii1-ii90.
3) Siemieniuk, RAC. et al. Oxygen therapy for acutely ill medical patients: a clinical practice guideline. BMJ. 363, 2018, k4169.
4) 日本循環器学会ほか. 急性冠症候群ガイドライン (2018年改訂版). 51-2. https://www.j-circ.or.jp/cms/wp-content/uploads/2020/02/JCS2018_kimura.pdf (accessed 2022-03-16)
5) 前掲書 1), 10-2.
6) 日本救急看護学会『フィジカルアセスメント』編集委員会編. 救急初療看護に活かすフィジカルアセスメント. 東京, へるす出版, 2018, 56-65.
7) 道又元裕ほか編. クリティカルケア実践の根拠. 東京, 照林社, 2012, 41-2.

（栗原知己）
写真提供：前橋赤十字病院　市川祥吾

2 NPPV

キホン手技 ビジュアル解説

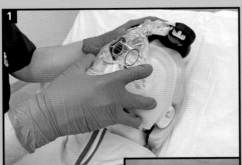

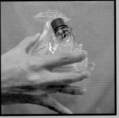

・バンドや回路は付けずに、マスクだけを試しに装着して慣れてもらう。
・親指・人指し指・中指でマスクを持ち、薬指・小指で下顎を持つようにする。

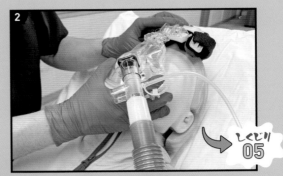

しくじり
05

・マスクを装着し、1〜2回普通に呼吸をしてもらい、圧をかける。
・導入時の圧は低めに設定する。IPAP 6、EPAP 4くらいからでも可能。それでも難しい場合は圧をかけず、マスクだけでもよい。
・2回くらい呼吸をしてもらったらマスクをいったん取り、「どうでしたか?」などと聞いてみる。その後、少しずつ圧を上げていく。

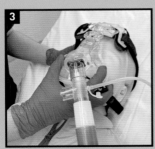

順調にマスクに慣れてきたらバンドを装着する。

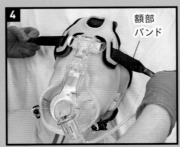

額部バンド

額部のバンドから固定を行う。

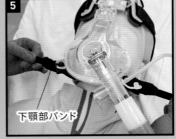

下顎部バンド

次に下顎部のバンドを固定する。

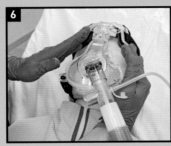

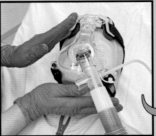

しくじり
06

・鼻部周囲からリークがないかを確認する。鼻部周囲からのリークが多いと眼球が乾燥しやすい。
・全体的にリークの有無を確認しながら、バンドを調整する。

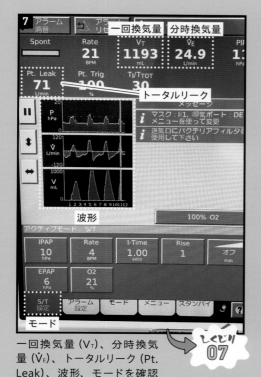

一回換気量（V_T）、分時換気量（$\dot{V}_E$）、トータルリーク（Pt. Leak）、波形、モードを確認する。

しくじり 07

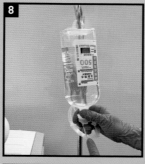

加温加湿器用の蒸留水が開封できているかを確認する。

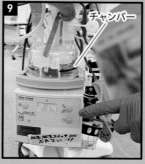

加温加湿器の電源がONになっていること、チャンバーに蒸留水が入っていることを確認する。

✕ 新人が間違いやすい！ しくじり 事例

✕ 05 しくじり

意識が朦朧としてきた患者に、そのまま NPPV を装着した

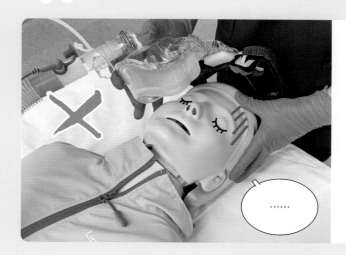

……

意識障害がある患者の場合は、舌根沈下などにより上気道が閉塞する危険があるため、NPPV を使用することはできません。ただし、COPD（慢性閉塞性肺疾患）により CO_2 ナルコーシスが合併し意識レベルが低下している患者には、NPPV の使用は効果があるとされており、使用するケースが多くあります。
→ p.19「NPPV の禁忌」

しくじり ×06　マスクからのリークがないようにバンドを強く締めて密着させた

リークゼロを目指そうとしてバンドで締めつけることで、マスクで圧迫されて皮膚障害が起こりやすく、患者本人にも恐怖感を与えてしまいます。また、リークをゼロにすることで、圧がすべて肺胞に負荷されて気胸を合併することもあります。反対に、リークが多すぎてもうまく圧がかからないため、呼吸筋疲労や酸素化低下などが出現します。

「リークをゼロにしてはいけないし、多くてもいけない！」と覚えておいてください。

→ p.19「リーク」「医療関連機器圧迫創傷：MDRPU」

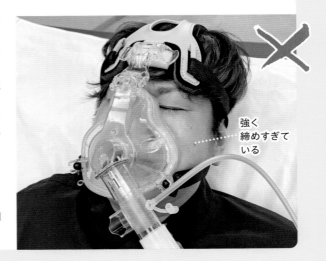

強く締めすぎている

しくじり ×07　COPD 急性増悪の患者に CPAP モードを設定した

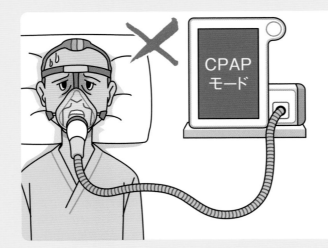

CPAP モード

NPPV には大きく分けて「S/T モード」と「CPAP モード」の 2 つの有名なモードがあります。ここで大事なのは酸素化（PaO_2）と換気（$PaCO_2$）のどちらに問題があるかで、それに応じてモードの設定を行う必要があります。COPD の急性増悪であれば、肺胞が硬く換気ができていないということが考えられるため、換気障害の疾患に有効な「S/T モード」を設定します。

→ p.19「NPPV の換気モード」

エキスパートが指南！ 安全に行うための極意

NPPVの基本事項とコツを押さえる！

NPPVの禁忌

NPPVが禁忌となるのは、上気道閉塞がある場合、または起こる危険性が高い場合です。つまりNPPVは非侵襲で陽圧換気を行うため、気道が確保できていない状態では使用することができないのです。上気道閉塞の危険があるのは、喀痰の多い患者、心停止・誤嚥の危険がある患者、意識障害の患者などです。NPPVには開始基準・適応疾患・禁忌がありますので、もう一度復習しておきましょう！

リーク

機器によりますが、リークには「インテンショナルリーク」という呼気ポートからの意図的なリークと、「アンインテンショナルリーク」というマスクと顔の隙間から漏れる意図しないリークの2種類があります。また、機器で表示されるリークに「ペイシャントリーク」（アンインテンショナルリーク）と「トータルリーク」（インテンショナルリーク＋アンインテンショナルリーク）があります。

標準的には、機器にはトータルリークが表示されていることが多いです。トータルリークは、マスクによって目標値が異なりますが、一般的には30〜40L/minを目標にします。

医療関連機器圧迫創傷：MDRPU

近年、医療機器などによって引き起こされる医療関連機器圧迫創傷（medical device related pressure ulcer；MDRPU）が報告されています。NPPVによる皮膚トラブルも代表的な一つです。前額部・鼻中隔周囲・鼻骨根部・頬部・顎部・頸部に発生しやすいです。皮膚トラブルが起きないように、当院ではドレッシング材（エスアイエイド®）を使用しています 図1。

NPPVの換気モード 図2

CPAPモードは、PEEP（呼気終末陽圧）のみが設定されています。PEEPを使用することで、肺胞の虚脱を防ぎ、また肺水腫など肺胞内に水がたまっていることによって悪くなっている酸素化の改善を目指します。

S/Tモードでは、IPAP（高圧）とEPAP（低圧）を設定できます。2相の圧を設定することで、肺を膨らませて（IPAP）、肺を縮める（EPAP）ことができ、換気障害の疾患に有効です。呼吸補助によって呼吸筋疲労を防ぐことをめざして、COPDやALSの患者に使用します。

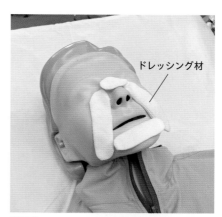

ドレッシング材

図1 ドレッシング材の貼付箇所例

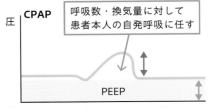
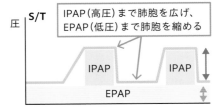

図2 NPPV の換気モードの特徴

表1 NPPV を装着するためのコツ 5 箇条

①自然に息をすればよいことを伝える
②苦痛を共感し頑張っていることを称賛する
③必ず慣れると力強く励ます
④タイミングをみて休憩を入れる
（不穏になったり、不穏になりそうなら休憩を入れる）
―― NPPV を外して経鼻酸素へ変更したら、NPPV の方がより楽だと患者自身が気づくこともある
⑤状態が改善していることの説明など、声かけを効果的に行う

NPPV を装着するためのコツは看護師にかかっている！

NPPV を導入するとき、つい医療者は「急いでマスクを装着しなければ」と考えてしまいがちです。しかし、突然空気がたくさん流れている大きなマスクを付けられたら、患者はどう思うでしょうか？ きっと不安になり苦しさを感じて、NPPV を装着することが嫌になったり不穏になったりするはずです。そのためエキスパート看護師は **表1** のコツで患者に NPPV を装着しています。ぜひ試してみてください。

NPPV の限界を知る！

NPPV を装着したら、必ず 1～2 時間後に動脈血液ガスを採取して評価をしましょう！ **表2**

血液ガスデータでは、pH、PaO_2、$PaCO_2$ はもちろん、Lac（乳酸値）も評価します。
ところで乳酸とは、そもそも何でしょうか。細胞まで正常に酸素を届けることがで

表2 NPPV 開始後 30～120 分のチェック事項（文献 1 を参考に作成）

☐ 意識レベルの悪化がない
☐ 呼吸数が改善した
☐ 酸素化が改善した
☐ アシデミア、または $PaCO_2$ が改善した
☐ 心拍数、血圧が改善した（頻脈、高血圧または低血圧の改善）
☐ 新たな心電図異常の出現がない
☐ 症状の悪化がない（呼吸困難、不穏、発汗）

2 項目以上を満たしたら NPPV を継続する。満たさなければ気管挿管による人工呼吸を考慮する。

きている場合、乳酸は作られません。しかし、なんらかの病態で細胞まで酸素を届けることができない場合、細胞は酸素を使わずグルコースを分解し、2 個の ATP を作り、同時に乳酸が 2 つ排出されます。このことから、Lac が上昇していると末梢循環不全と判断することができます。pH や Lac の改善が見られなければ、速やかに挿管し人工呼吸管理を行います。血液ガスだけではなく、さらに努力呼吸のパターンや意識レベルの改善も定期的に確認できるとよいでしょう。

COPD急性増悪で血中のCO$_2$貯留による意識障害であれば、S/Tモードでうまく換気不全が改善できれば意識は改善します。しかし、NPPVを用いても血液ガスが改善せず、喀痰喀出困難があったり、血圧低下や意識障害の悪化があれば、挿管下人工呼吸管理に移行することがガイドラインでも述べられています。「ここまで頑張って装着したのだからもう少し！」という考えは禁物です。

こんなとき、どうする？

臨床例 ## 急変したNPPV患者にバッグバルブマスクを使用したいが、酸素配管が塞がっている

人工呼吸管理（IPPV・NPPV）で病態の急変や機器の故障などが起こった場合は人工呼吸器を患者から外し、バッグバルブマスク（BVM）やジャクソンリースを用いて、気道や呼吸の管理を用手的に行う必要があります。よって、人工呼吸器を接続している酸素配管のほかに、バッグバルブマスクやジャクソンリースを接続できる酸素配管を確保しておかなければなりません。

そのような場合に備えて当院では、二股のY字管を使用して酸素配管を確保しています**図3**。また、毎日の勤務交代時にはバッグバルブマスクの使用点検も行うようにしています。

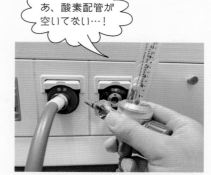

あ、酸素配管が空いてない…！

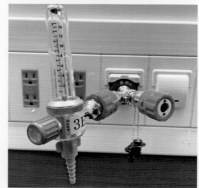

図3 酸素配管を増やすY字管

引用・参考文献
1) 岡元和文ほか. "人工呼吸開始と離脱のタイミング, 離脱法". エキスパートの呼吸管理. 東京, 中外医学社, 2008, 115.
2) 日本呼吸器学会NPPVガイドライン作成委員会編. NPPV（非侵襲的陽圧換気療法）ガイドライン. 改訂第2版, 東京, 日本呼吸器学会, 2015, 170p.
3) 小尾口邦彦. こういうことだったのか!! NPPV. 東京, 中外医学社, 2017, 23-41. 43-51. 85-91.
4) 西村匡司編. 人工呼吸管理・NPPVの基本, ばっちり教えます. レジデントノート. 21 (9), 2019, 1620-8.
5) 磨田裕編著. "NPPV". 早わかり人工呼吸器 換気モード超入門. 大阪, メディカ出版, 2012, 96-106. (Smart nurse Books. 11)

（中田徹朗）

3 気道確保・気管挿管

挿管準備物品

① 聴診器
② カフ用シリンジ
③ カップ
④ マギール鉗子
⑤ 固定具（テープ）
⑥ 喉頭鏡
⑦ 気管チューブ+スタイレット
⑧ カプノメーター
⑨ 枕
⑩ 潤滑ゼリー（局所麻酔薬非含有が無難）
⑪ バイトブロック
⑫ 吸引用チューブ

しくじり 08

挿管準備物品を用意する。
・喉頭鏡はブレードをはめ込み、ライトが点灯するか、もしくはカメラが映るかを確認する。
・スタイレットは、気管チューブから先が出ないようにセットする。
・気管チューブのカフが膨らむか空気を入れて確認する。確認後は空気を抜いておく。

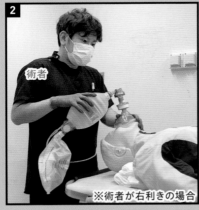

※術者が右利きの場合

・スニッフィングポジションをとる。
・バッグバルブマスクなどを使用して十分な酸素化を行う。
・介助者は、術者の指示に従って鎮静薬・筋弛緩薬を投与する。

しくじり 09

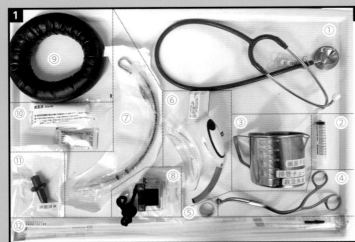

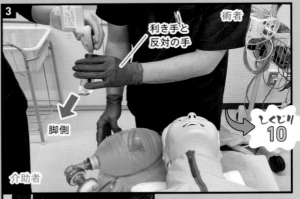
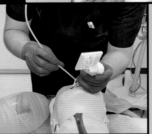

利き手と反対の手

脚側

術者

介助者

しくじり 10

・喉頭鏡ブレードの先端を患者の脚側に向け、利き手と反対の手に渡すようにする。
・口腔内吸引を行う（必要時）。

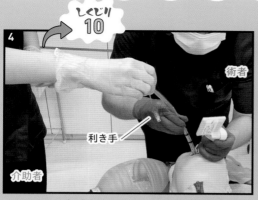

しくじり 10

・カフチューブは気管チューブと一緒に持ち、気管チューブは清潔に上側を持つ。
・スタイレットを挿入した気管チューブを術者の利き手に渡す。

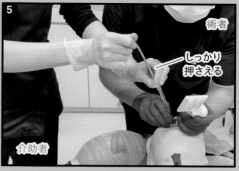

気管チューブが抜けないよう片手で確実に押さえ、術者の指示に従ってスタイレットを静かに抜去する。

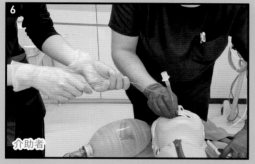

カフ用シリンジでカフに 10mL 程度の空気を入れ、パイロットバルーンが膨らむことを確認する。

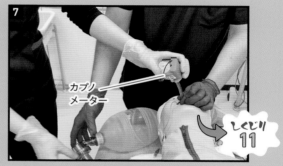

しくじり 11

カプノメーターを装着し、数値や波形を確認する。

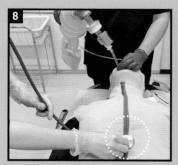

・心窩部を聴診する。
・術者は用手的に換気を行う。

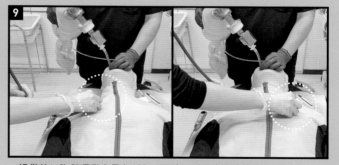

・視覚的に胸郭運動を見ながら、両肺の呼吸音を聴診する。
・術者は用手的に換気を継続して行う。

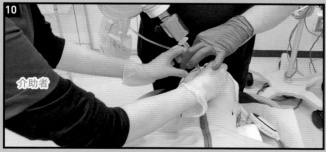

挿管できていることを確認したら、挿入長を確認しながらチューブを固定する。

しくじり ✕08 「RSI」と言われたが何を準備するのかがわからなかった

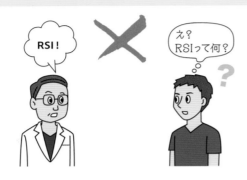

RSI（rapid sequence intubation：迅速導入気管挿管）とは、鎮静薬と筋弛緩薬をほぼ同時に投与する迅速な麻酔によって、誤嚥のリスクを最小限に抑えて気管挿管を行うことです。最終飲食時間が不明な患者や全身状態不良な患者は嘔吐のリスクが高く、RSIが選択されることが多いです。救急領域や集中治療領域でよく行われるので、気管挿管準備のSOAPMD **表1** についても覚えておきましょう。

しくじり ✕09 頸椎損傷疑いの患者に、頭部後屈顎先挙上法で気道確保してしまった

用手的気道確保には「頭部後屈顎先挙上法」と「下顎挙上法」があります。多くの場合は頭部後屈顎先挙上法で、頭部を後屈させ気道を確保します。ただし頸椎損傷やその疑いがある際は、損傷を増悪させてしまう可能性があるため、頭部や頸部を動かすことは禁忌です。その場合は頸部を中立位に保つ下顎挙上法が優先されます **表2** 。

とはいえ、気道確保は最も優先度が高い蘇生であるため、必要な気道確保を犠牲にしてまで頸椎保護が優先されることはありません。下顎挙上法による気道確保が困難な場合は、さらに頭部後屈を加えます。必ず、既往歴や現病歴を確認するようにしましょう。

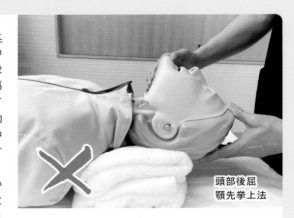

頭部後屈
顎先挙上法

スニッフィングポジション **図1**

頭部を前方に出し、かつ頭部が前屈しない姿勢を示します。後頭部に枕を入れて頭部を挙上させ、顔の面は水平もしくは頭側に傾斜するような高さに調節した状態です。「匂いを嗅ぐ姿勢」と表現されることもあり、気管挿管時にスニッフィングポジションをとることで、気管軸も頭側に向けて傾斜しているため声門を直視しやすくなります。

表1 気管挿管の準備：SOAPMD

S	suction（吸引）	太い吸引管（ヤンカー）が推奨されている
O	oxygenation（酸素化）	患者の病態に応じて適切な酸素投与デバイスを使う 可能な限り前酸素化を行う
A	airway equipment（気道機器）	適切な気管チューブ、ビデオ喉頭鏡を準備する 必要時外科的気道確保セットを用意する
P	pharmacy（薬剤）、 posture（姿勢）	鎮静薬、筋弛緩薬に加え、血圧低下時に備えて昇圧薬も用意する 体位はスニッフィングポジションに整える
M	monitor device（モニター機器）	SpO_2、心電図、血圧に加え、挿管後の確認のために $EtCO_2$ モニターや超音波装置を準備、人工呼吸器も用意しておく
D	denture（入れ歯）	入れ歯は挿管時に外す 動揺歯は脱落する可能性があるため注意する

表2 下顎挙上法

①下顎角に小指がくるように、しっかりと手を当てる
②両肘をベッドに固定し腰を落としたまま、下顎角をつかむ
③下顎を前方に押し出すように挙上する

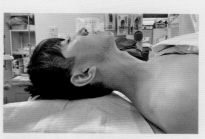

図1 スニッフィングポジション

しくじり ×10

右利きの術者に対して、左側に立って気管挿管の介助を行った

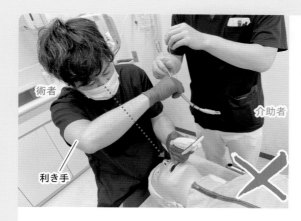

術者
介助者
利き手

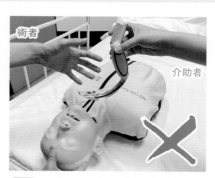

術者
介助者

図2 喉頭鏡の渡す向きを誤った例

　気管挿管を行う際、術者は声門を確認したら目を離せません。介助者は、術者が利き手でつかみやすいように気管チューブを渡す必要があります。写真のように、仮に右利きの術者に対して左側から気管チューブを手渡すと、腕が交差して、術者は声門が見えなくなったり声門から目を離してしまうことがあります。また、物品を持ち直す動作も増えてしまいます。介助者は処置前に、術者の利き手がどちらかを確認し、利き手側に立って介助するようにしましょう。

　上記と同様の理由で、喉頭鏡や気管チューブを渡す際の向きにも注意が必要です。いずれも先端を患者の脚側に向けて渡すようにしましょう **図2**。

気管挿管後の確認の際、カプノメーターで何を確認すればよいか わからなかった

カプノメーターは、EtCO₂（呼気終末二酸化炭素分圧）を測定する機器です。主に換気が行えているかどうかを評価する際に使用します。

EtCO₂ とは呼気終末期の呼気中 CO₂ 分圧のことで、うまく換気ができているかを評価する指標となります。正常の EtCO₂ は肺胞内 CO₂ 分圧（P$_A$CO₂）とほぼ近似します（ただし P$_A$CO₂ よりも 2〜5mmHg 程度低い値となります）。そのため、換気障害がある肺気腫などの閉塞性肺疾患や、喘息などの評価に用いられます。また、心肺停止時の胸骨圧迫の評価や、心拍再開時・誤挿管の確認でも用いられます。

誤挿管とは、気管以外（食道など）に挿入されることです。呼気には CO₂（二酸化炭素）が多く含まれていますが、胃内の空気には含まれていません。よって、カプノメーターの数値や波形で CO₂ を検出できれば、気管チューブが気管に入っていることを確認できます。もし、カプノメーターの数値が上昇しなかったり波形が出なかったりする場合は、誤挿管が疑われますので、すぐに再挿管の準備を整えましょう。

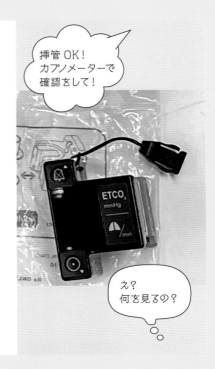

挿管 OK！カプノメーターで確認をして！

え？何を見るの？

✦ ✦ エキスパートが指南！ 安全に行うための極意

気道確保は何よりも優先！

救急患者搬入時や急変時は誰もが焦ってしまい、何をしているかわからなくなるものです。しかし、患者の状態がすぐにはわからなくても、生命維持サイクルの中で一体どこが問題なのかを、酸素の流れに沿って系統立てて評価していきましょう。局所しか見ず全身を見ないことによる、重篤な症状の見逃しなどを防ぐことができます。

ここで、生命維持の仕組みと障害の図をみてみましょう 図3 [1]。ABCDE アプローチともいいますが、気道（Airway）→ 呼吸（Breathing）→ 循環（Circulation）→ 中枢神経（Dysfunction of CNS）→ 脱衣と体温管理（Exposure and Environmental control）と、酸素が入ってくる順番で観察して処置を行っていきます。

体内の細胞は、酸素がなければ活動することができません。そのため、外気から体内に酸素を取り込むための道を開放すること（気道確保）が何よりも優先となります。急変・救急看護のエキスパートは、焦らず ABCDE アプローチを順番に、観察と処置を系統立てて評価していきます。普段からこの見かたを癖づけて観察するようにしましょう！

気管挿管後の評価の方法

気管挿管後は、複数の方法で気管チューブの位置を確認する必要があります。1つの方法のみの確認で終えることは避けましょう。方法としては、視診および聴診、カプノメーターによる $EtCO_2$ の測定（→ p.26）、胸部 X 線検査などがあります。

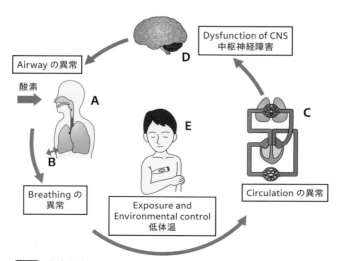

図3 生命維持の仕組みと障害 （文献1より転載）

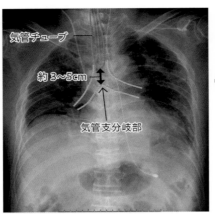

図4 気管チューブの位置

・気管支分岐部から3〜5cm手前で固定する
・撮影時
　頸部が伸展している→挿入長が深く見える
　頸部が前屈している→挿入長が浅く見える
➡ 勘違いして、口角の深さを変えてしまわない
　よう注意しよう！

視診および聴診

　気管チューブが正しい位置にある場合は、用手的換気によって胸郭が左右対称に挙上します。また、正常な呼吸音が両肺ともに聴取できて、心窩部ではボコボコという音は聞こえません。心窩部でのボコボコという音は、食道挿管により胃に空気が入っている場合に聴取されます。

〈 聴診の方法 〉
①まず心窩部を聴診する（誤挿管を早期に見つけるため、一番に確認しましょう）
②両側上肺野・下肺野を聴診する（左右どちらからでも可能）

　心停止の場合は胸骨圧迫中断時間を短くするため3点聴診でも構いませんが、基本は5点聴診で行いましょう。

胸部X線検査

　気管チューブの位置を見るのに有用な検査であり、ルーチンで行うべき検査です。特定行為にも含まれており看護師でも行えます。気管チューブの留置位置は、先端が気管支分岐部から3〜5cm手前にあることを目安とします **図4**。しかし、胸部X線検査で評価すると食道挿管を誤って完全に否定してしまうことがあるため注意が必要です。

ポイント

　生命維持のためには気道確保することが最も優先されます。そのため、前述しましたが、挿管が必要となれば確実に1回で挿入ができるように、ビデオ喉頭鏡を使用し視覚的に声門を確認して挿入する必要があります。必ず、ビデオ喉頭鏡の使用方法も確認しておきましょう。挿入後は2つ以上の方法でチューブの位置を確認し、早期に誤挿管を見つけることがとても重要です！

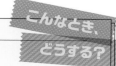

臨床例 **気管挿管ができない**

　挿管困難（difficult airway）とは、トレーニングを積んでいる医師が、マスク換気困難、喉頭展開困難、外傷などで判断した状態を言います。その中で、上気道閉塞をはじめとした外傷（上気道閉塞や頸椎固定のために喉頭展開が困難）、アレルギー反応による喉頭や舌の血管浮腫（例：アナフィラキシー）、気道異物、口腔内の出血により、すぐに気道管理を行わなければ呼吸停止・心停止に陥る状況の場合、輪状甲状靱帯切開を行う必要があります **表3**。輪状甲状靱帯切開とは輪状甲状間膜を切開し、そこから気管チューブなどの人工エアウェイを気管に挿入する方法です **図5**。前述のように気道確保は何よりも優先されるため、とても緊急的な処置となります。

　輪状甲状靱帯切開を要するような緊急性の高い状況はどの施設であっても起こりえます。その際、早期に準備し対応できるようにしておく必要があります。最近では、「緊急用輪状甲状膜穿刺キット」といった必要物品がセット化されているものもあります。当院ではDAM セットを準備し、いつでも対応できるようにしています **図6**。また、現場で焦らないように医療者間で教育を行っていくことも大事です。

表3 輪状甲状靱帯切開の適応・禁忌

適応	・気管挿管ができない、あるいは、気管挿管が遅れると生命維持ができないなど緊急性が高い場合 ・開口困難例や気管挿管不成功例、顔面外傷・大量出血などの気管挿管不可例、喉頭浮腫・喉頭痙攣などの上気道閉塞例 ・緊急時以外では、気管チューブ抜去後の気道クリアランスが低下している場合
禁忌	輪状甲状靱帯が狭くて同定しづらく声門下狭窄を起こしやすい場合（①12 歳以下、②咽頭外傷、③気管損傷、④声門下狭窄など）や、血液凝固異常など

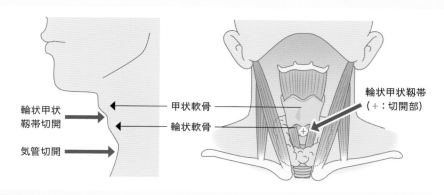

図5 輪状甲状靱帯の位置

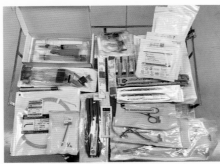
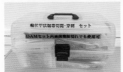

・輪状甲状膜切開キット（クイックトラック：成人用内径 4.0mm）
・ミニトラックⅡ
・トラキオストミーチューブ（ID 6.0mm）
・緊急甲状間膜穿刺シリンジセット（手作り）：シリンジ（2.5mL）、留置針（16G × 2 本）、コネクタ（白）（まとめて滅菌済）
・酸素チューブと HME（トラキオライフⅡ）
・ラジフォーカスガイドワイヤー（M）180cm
・ペアン（全長 14㎝）
・ダイレーター鉗子
・鼻鏡（大）
・ダイレーター（青色）5 本入り
・LED ライト
・透明ドレープ
・ガーゼ（5 枚入り× 2、Y カット× 1）
・10mL シリンジ（カフ注入用）
・滅菌手袋：6.5、7.0
・スワブスティックポビドンヨード　× 2
・ディスポーザブルメス　× 2
・生食 20mL パック　× 3

図6 当院の DAM（difficult airway management）セット内容

引用・参考文献
1) 日本外傷学会外傷初期診療ガイドライン改訂第 6 版編集委員会編.“初期診療総論”. 改訂第 6 版外傷初期診療ガイドライン JATEC. 日本外傷学会・日本救急医学会監修. 東京，へるす出版，2021, 2.
2) 日本蘇生協議会監修. JRC 蘇生ガイドライン 2020. 東京，医学書院，2021, 532p.
3) 井桁龍平ほか. 5. 迅速導入気管挿管（RSI）：プラクティスは 7 つの P's：特集 気道. INTENSIVIST. 11（4），2019. 669-82.
4) 増山純二.“第 1 章 緊急度と重症度”. 気づいて見抜いてすぐ動く急変対応と蘇生の技術. 三上剛人編. 東京，南江堂，2016, 5-6.
5) 長尾大志.“第 3 章 画像診断”. レジデントのためのやさしイイ呼吸器教室：ベストティーチャーに教わる全 27 章. 東京，日本医事新報社，2013, 138-9.
6) 大阪府医師会 救急・災害医療部 三次救急委員会 ACLS 大阪ワーキンググループ.“第 2 章 エアウェイ”. 第四版 JRC 蘇生ガイドライン 2015 準拠 二次救命処置コースガイド. 大阪，大阪府医師会，2016, 24-35.

（中田徹朗）

4 バッグバルブマスクを使用した人工呼吸

キホン手技　ビジュアル解説

1
酸素延長チューブ
リザーバーバッグ
バルブ
バッグ
マスク

バッグバルブマスク（BVM）が正常にセットできているかを確認する。

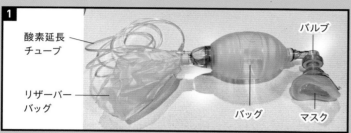

2
酸素流量計
酸素延長チューブ
酸素よし！
しくじり12

・高濃度酸素投与が必要な場合は、酸素は10L/min以上に設定する。
・酸素流量計に酸素延長チューブが接続されていることを確認する。

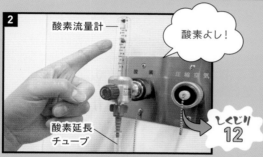

3
リザーバーよし！

酸素を流し、リザーバーバッグが膨らんでいることを確認する。

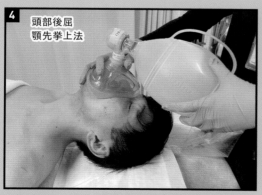

4
頭部後屈顎先挙上法

・気道確保を行う（写真は頭部後屈顎先挙上法）。
・バッグバルブマスクのよる換気では、基本的な手技であるEC法を用いる。Cの字でマスクを顔に密着させ、Eの字で頭部後屈顎先挙上法による気道確保を行う。マスクの密着と気道確保を確実に行うことがポイントである。

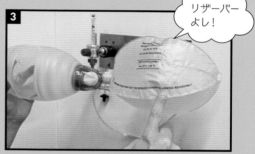

5
しくじり14、15

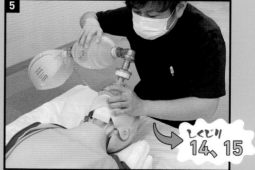

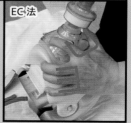

EC法

・換気を行う（写真はEC法）。
・バッグを揉んで空気を送り込み、目線を低くして胸郭が上下しているか、SpO_2が上昇しているかを観察する。

新人が間違いやすい！ しくじり 事例

 12 酸素濃度を高くしたいときに BVM を酸素につなげずに換気した

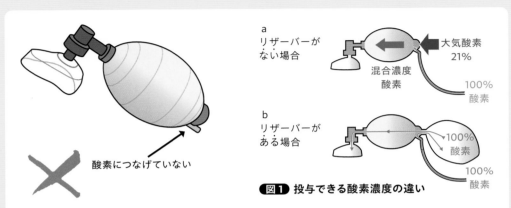

a
リザーバーが
ない場合

大気酸素
21%

混合濃度
酸素

100%
酸素

b
リザーバーが
ある場合

100%
酸素

100%
酸素

図1 投与できる酸素濃度の違い

酸素につなげていない

　BVM は自己膨張式換気装置です。バッグは外部の空気を取り込んで自然に膨らむため、リザーバーを付けて酸素を充填しなくても（酸素ガスの供給源がなくても）、換気が可能です。ただしこの場合、酸素濃度は大気酸素濃度と混合されるため（室内濃度となるため）、高濃度酸素を投与できません。患者に投与する酸素濃度は薄まります **図1a**。

　投与する酸素濃度を高くしたいときは、リザーバーと酸素流量計と接続し、酸素を充填する必要があります **図1b**。前述した通り、「酸素よし！ リザーバーよし！」と確認してから使用しましょう。

 13 小児の呼吸停止患者に対して 3〜5 秒に 1 回の補助換気を行った

　「JRC 蘇生ガイドライン 2020」[1] で、小児・乳児の呼吸停止に対する補助換気と、高度な気道確保がなされている心肺停止時の人工呼吸の回数が変更されました **表1**。

　成人の心肺停止は心原性によるものが多いですが、小児では呼吸停止に続いて心停止に至ることが多いです。そのため、人工呼吸の準備ができれば直ちに補助換気を行う必要があります。的確な換気を行うことで、心拍再開することが期待されます。同ガイドライン [1] で人工呼吸回数が増やされていることからも、さらに呼吸が大事であることが示唆されました。

表1 小児・乳児の呼吸停止に対する補助呼吸、および高度な気道確保がなされている心肺停止時の人工呼吸回数（文献1を参考に作成）

G-2015（変更前）	G-2020（変更後）
3〜5 秒に 1 回（10〜20 回 /min） ➡	2〜3 秒に 1 回（20〜30 回 /min）

しくじり ×14 心肺蘇生中、BVM のバッグがつぶれるまで空気を送り込んで換気した

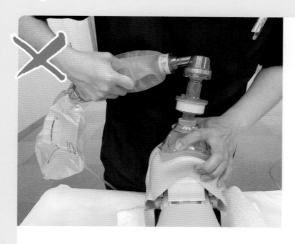

　成人用 BVM のバッグの容量は 1,500〜2,000mL あります。そのため、バッグがつぶれるくらい空気を送り込むとなれば、2,000mL 程度の換気量が肺へ送り込まれることになります。

　しかし、成人の一回換気量は 500mL です。つまりバッグの 3 分の 1 程度を揉むくらいで、一回換気量を送り込むことができるのです。胸郭も少し上がる程度の換気で構いません **表2**。

　過換気にすると、胸腔内圧を上昇させ静脈還流を悪くし冠灌流圧を低下させて、蘇生率の低下や気胸につながってしまうので注意しましょう。

表2 BVM による正しい換気方法（成人の場合）

・3 分の 1 程度でバッグを揉む
・約 1 秒かけて胸が上がる程度の換気量で行う
・[心停止・呼吸停止の場合] 6 秒に 1 回（10 回 /min）で換気する
・自発呼吸がある場合は、補助換気として自発呼吸に合わせて換気する

しくじり ×15 送気すると、マスクの縁から空気が漏れて胸郭が挙上しない

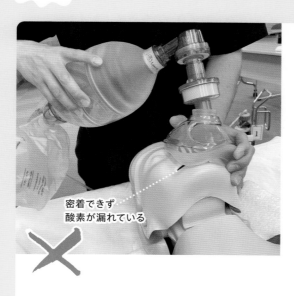

密着できず
酸素が漏れている

　よく見られる"失敗あるある"です。EC 法で手でマスクを押さえている側は顔と密着できているのですが、反対側は密着できず空気が漏れています。こうした場合、換気がうまくできず酸素化を維持できません。換気を行うときは必ず、胸郭が挙上しているか、SpO_2 が上昇しているかを確認しましょう。コツは、バッグを握っている側の手を患者の顔側に下ろし圧をかけることです。そうすると写真のような漏れを解除できます。

　マスクフィッティングの方法には、EC 法と母指球法があります（→ p.36）。1 人での気道確保が難しい場合は、2 人で行いましょう。手が小さかったり指に力が入りにくい場合は、両母指球法のほうが下顎挙上とマスクの圧着を確実に行うことができます。

BVM とジャクソンリースは一緒？

皆さんも、先輩から「ジャクソンリースを持ってきて」と言われたことがあると思います。ところで、ジャクソンリースとBVM は何が違うのでしょうか？

ジャクソンリースは送気膨張式換気装置であり、BVM と異なりバッグは自己膨張しません。そのため酸素供給源が必ず要ります。十分な酸素ガスを使用することで、100％の酸素投与が可能です。またジャクソンリースは、BVM のように一方弁がありません。そのため、呼気終末陽圧であるPEEP をかけることが可能で、肺胞の虚脱を防止でき、自発呼吸に合わせて換気を行うことがとても容易にできます。さらに、肺の硬さ（コンプライアンス）に合わせて換気できるため、気胸のリスクも軽減できます。

以上のことから、エキスパート看護師は、患者の自発呼吸の有無、肺の硬さ（コンプライアンス）を把握しながら換気することを念頭に、BVM とジャクソンリースを使い分けています 表3 。

新型コロナウイルス感染者の人工呼吸はどうしたらよい？

新型コロナウイルス感染者に対しては、飛沫感染の観点から人工呼吸をどのように行えばよいのでしょうか？

「JRC 蘇生ガイドライン 2020」[1] に「新型コロナウイルス感染症（COVID-19）への対策」が補遺されました。その中で、胸骨圧迫と CPR（心肺蘇生法）はエアロゾルを発生させる可能性があるとされ、PPE（個人防護具）を装着した上で心肺蘇生を行うことが推奨されました。また、気道を密閉してエアロゾルの飛散を防止するために、気道管理に BVM を用いる際は、湿熱交換器（heat and moisture exchanger；HME）フィルター（人工鼻）を装着し、両手法で二人で行い、口と鼻を密閉することが示されました。

今回の新型コロナウイルス感染拡大によって、「救命するためには、まず自分を守ってから」という言葉が今まで以上に強く推奨されるようになりました。当院では、救急カート内の BVM、またはジャクソン

表3 BVM とジャクソンリースの特徴

	BVM	ジャクソンリース
酸素供給源	酸素供給源なくても使用可能	酸素の供給源がないと使用不可
手技	簡単にできる	難しいので練習が必要
肺のコンプライアンス	わかりにくい	わかりやすい
酸素濃度	リザーバーがあれば、高濃度酸素投与が可能	高濃度酸素投与が可能
自発呼吸との関係	一方弁のため、自発呼吸に合わせるのは難しい	自発呼吸に合わせやすい
PEEP	基本的には不可能	可能

リースには HME を装着するように義務づけています 図2。

気管切開チューブの
予定外抜去への対応

　気管切開チューブで管理をしている場合、予定外抜去となったら速やかに応援を依頼します。気管チューブの予定外抜去時の対応と同様、再挿管が基本です。当院では 図3 のようなフローチャートを作成しています。まず確認することは「自発呼吸の有無」であり、意識の変化・循環動態についても確認します。自発呼吸の有無によって対応が変わります。

自発呼吸がある場合

　酸素投与を行っていた場合は、気管切開孔に酸素マスクを装着し、SpO_2 が維持できる酸素量に設定して酸素投与を行います。気管切開孔がすぐに閉じてしまう場合や、SpO_2 が低下するときには、気管切開孔をガーゼなどで塞いで空気が漏れないようにして、口と鼻にマスクを当てて酸素を投与します。

自発呼吸がない場合や
正常な呼吸ではない場合

　気管切開孔をガーゼなどで塞ぎ、空気が漏れないようにします。空気が漏れていると有効な換気が行えません。BVM を使用して口と鼻から用手的に換気を行います。ただし、**永久気管孔** 図4 の場合は、気管切開部をガーゼなどで絶対に塞がないようにしましょう。永久気管孔部に直接 BVM を当てて用手的に換気を行います。BVM で換気を行っても SpO_2 が上昇しない場合や BVM の換気抵抗がある場合は、経口か

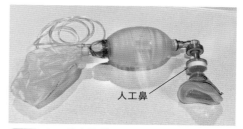

図2 人工鼻を装着した BVM

（人工鼻）

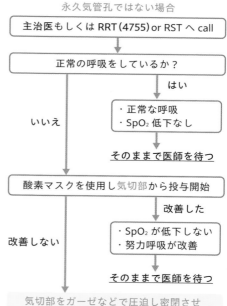

【気切チューブ抜去時一時的な対応】
永久気管孔ではない場合

主治医もしくは RRT（4755）or RST へ call

↓

正常の呼吸をしているか？

→ はい
・正常な呼吸
・SpO_2 低下なし

<u>そのままで医師を待つ</u>

いいえ ↓

酸素マスクを使用し気切部から投与開始

→ 改善した
・SpO_2 が低下しない
・努力呼吸が改善

<u>そのままで医師を待つ</u>

改善しない ↓

気切部をガーゼなどで圧迫し密閉させ
口腔から BVM 換気を開始

図3 当院のフローチャート

ら挿管となる可能性もあるため、準備を行います。

　看護師が気管切開チューブを再挿入することは絶対に行ってはいけません。チューブが皮下に迷入し窒息する危険性があります。予定外抜去に備えるために、必ず患者のそばに気管切開チューブ（サイズは同様のものと、1 サイズ小さいもの）を日頃から準備しておくとよいでしょう。

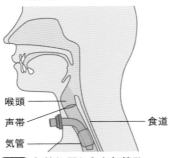
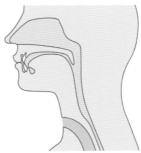

気管切開　　　　　　　　　　　永久気管孔

喉頭
声帯
気管
食道

図4　気管切開と永久気管孔

臨床例　**BVM で換気をしても胸郭が挙上せず SpO₂ が上昇しない！**

　BVM で換気を行っているときに確認することは、前述した通り、①両胸郭が挙上しているかと、② SpO_2 が上昇しているかです。その2つが確認できなければ、人工呼吸はうまくできていないことになります。その場合、もう一度落ち着いて基本手技に戻り、気道確保を再度行い、EC 法や母指球法でマスクフィッティングを行いましょう **図5**。

　それでも人工呼吸がうまくできない場合は、気道（airway）に問題があると考えられます。気道の問題として考えられることは、喀痰・食物・出血による窒息、舌根沈下、気管支収縮などです。その場合、非侵襲的な処置から行っていく必要があります。①口腔内吸引、②口咽頭・鼻咽頭エアウェイの挿入などの非侵襲的処置を順番に行った上で、それでも気道確保が行えない場合は、③高度な気道確保（気管チューブ挿入）の侵襲的処置へ移行するようにしましょう。

　エキスパート看護師は、BVM による人工呼吸を行いながら、換気ができなかった場合の原因を検索し必要な処置方法を考えています。

EC 法

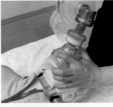

母指と示指が C の形になるようにし、中指、薬指、小指が E の形になるように下顎にかけて十分に挙上させる。
（必要人数：1〜2 人）

母指球法

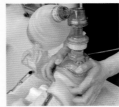

母指球（親指の付け根）でマスクを圧着し、残りの4本の指で下顎挙上する。
（必要人数：2 人）

図5　マスクフィッティングの方法

引用・参考文献
1) 日本蘇生協議会監修. JRC 蘇生ガイドライン 2020. 東京, 医学書院, 2021, 532p.
2) 井桁龍平ほか. 5. 迅速導入気管挿管（RSI）：プラクティスは 7 つの P's：特集 気道. INTENSIVIST. 11 (4), 2019. 669-82.
3) 大阪府医師会 救急・災害医療部 三次救急委員会 ACLS 大阪ワーキンググループ. "第 2 章 エアウェイ". 第四版 JRC 蘇生ガイドライン 2015 準拠 二次救命処置コースガイド. 大阪, 大阪府医師会, 2016, 24-35.

（中田徹朗）

5 胸骨圧迫

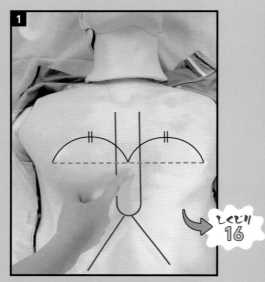

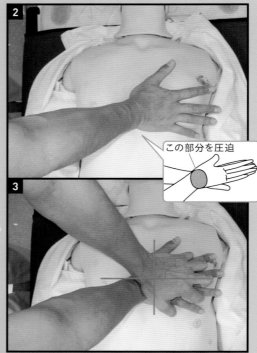

圧迫点は胸の真ん中、胸骨下半分とする。

しくじり 16

この部分を圧迫

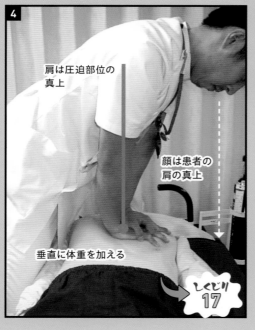

2 一方の手の付け根部分（手掌基部）を当て、もう一方の手を重ねる。

3 両手のひらを平行に重ねて、胸骨の縦軸に対して直角になるようにして置く。重ねた手の指を組むとより安定する。

肩は圧迫部位の真上

顔は患者の肩の真上

垂直に体重を加える

しくじり 17

・垂直に体重が加わるように肘を伸ばし、肩が圧迫部位の真上になるような姿勢をとる。
・顔が患者の肩の真上にくる程度まで前傾姿勢になることで、体重を加えやすくなる。
・1分間に100〜120回のペースでしっかりと圧迫を行う。
・患者の胸が約5cm沈むように圧迫するが、6cmを超えないようにする。
・圧迫を解除するときには胸が元の胸郭の高さに戻るように十分に圧迫を解除する。

新人が間違いやすい！ **しくじり** 事例

しくじり ×16 胸骨圧迫を行っている最中に位置がずれてしまった

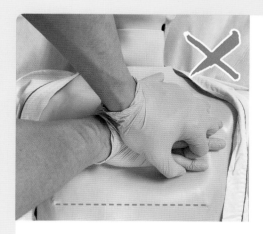
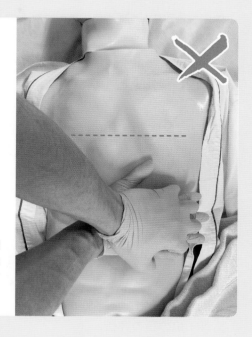

　左の写真は手が胸骨中央より上方にずれており、胸骨骨折をきたす可能性があります。一方、右の写真は手が下方へずれているため、剣状突起の真上を圧迫することになり内臓を損傷させる危険があります。

しくじり ×17 患者に対して垂直に圧迫できていない

　患者に対して垂直に圧迫しなければ深さが不十分な圧迫になります。また体重を使って圧迫することができないため、上半身だけでの圧迫となり救助者の体力が続かなくなる可能性があります。

　足台を準備する、もしくは、ベッドサイドに膝を乗せ、救助者の膝が患者の腕に当たるまで密着することで患者に対して垂直に圧迫することができます。

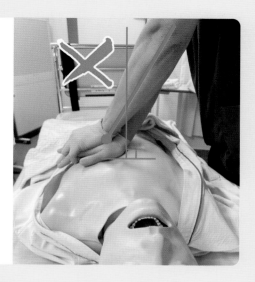

最適な胸骨圧迫を心がけよう

　病院などの医療設備の整った中で日常業務として心肺蘇生を行う医療従事者は、心肺停止（cardiopulmonary arrest；CPA）発生時に迅速に対応できる判断能力と技術が求められています。実際に救命率、社会復帰率を向上させるためには効果的な胸骨圧迫を行うことが重要であり、「JRC（Japan Resuscitation Council）蘇生ガイドライン2020」（以下ガイドライン）では最適な胸骨圧迫を「正しい位置を、正しい深さとテンポで圧迫し、圧迫と圧迫の間の解除を完全にして、中断を最小限にすること」[1]と定義しています。ここからは最適な胸骨圧迫に関して詳しく解説します。

胸骨圧迫の質の評価

　ガイドラインでは胸骨圧迫比（chest compression fraction；CCF）をできるだけ大きくするように明記されており、CCFを60%以上維持することとしています[1]。心肺蘇生中には、換気やAED到着後の心電図解析などにより、胸骨圧迫を中断する時間が発生します。CCFとは、心肺蘇生中のうち、それら中断時間を除いて実際に胸骨圧迫を行っている時間の比率を指しています。

> ● CCF ＝（30回の胸骨圧迫をしている時間）÷（中断時間〔人工呼吸〕）× 100%

　近年ではCCFをリアルタイムに確認できる機器やマネキンの開発も進んでおり、トレーニングを行う際に指標とすることができます。臨床現場での胸骨圧迫の質の評価は、患者に留置されている観血的動脈圧ラインの波形や呼気終末二酸化炭素濃度（EtCO$_2$）などでも客観的に評価することができるため、「絶え間ない胸骨圧迫」を意識することが重要です。

姿勢

　CCFを上昇させるためには、胸骨圧迫の中断時間を短縮する必要があります。例えば、胸骨圧迫中の姿勢において、膝を肩幅に広げる姿勢とすることで重心が安定し、疲労を少なくすることができます。それにより最適な胸骨圧迫を続けることができるため、CCFの上昇につながります[2]。

　実際に胸骨圧迫中は、圧迫のたびに上体が跳ねることや、膝を軸として上半身と下肢が上下することで身体がぶれる姿勢となる傾向があり、効果的な胸骨圧迫が必ずしも行えていない危険があります。胸骨圧迫によるマットレスの変形が大きく、やりづらさを感じる場合には背板の使用を考慮する[3]ことも覚えておきましょう。

胸骨圧迫位置とリコイルの重要性

　胸骨圧迫の位置は、効果的な胸骨圧迫を行う上で重要です。左心室は通常、乳頭線間（胸骨の下半分）に位置しています。ただし、乳頭線間より下に手を置くと剣状突起が圧迫される可能性があり、胸腔・腹腔内損傷などの合併症を起こす危険があるため注意が必要です。

　リコイル（圧迫後の胸壁の解放）とは、胸を押した後は完全に胸壁が元に戻るまで

待つことを指しています。血液は、胸壁が元に戻ることにより心臓に流れ込み、戻った後に再度圧迫を行うことで血流を生み出すことができます。胸壁の戻りが不十分な場合には血液が心臓に戻ってこないため、次の圧迫で十分な血流を生み出せません。圧迫することにだけ注力せず、リコイルも意識することで効果的な胸骨圧迫となります。

妊婦に対する胸骨圧迫のコツ [4]

子宮左方転位

妊娠 20 週（子宮底が臍部に達する程度）以降では、下大静脈の圧迫を軽減し、心肺蘇生の有効性を高めると考えられています。そのため胸骨圧迫の際にはまず子宮左方転位を行います。左方転位の方法としては、用手的に子宮を左方へ移動させる方法以外にも、身体全体を傾ける方法がありますが、その方法ではバックボードなどを使用する必要があります。妊婦の右腰の下に枕やバスタオルを丸めて置くことで代用することも可能です。

胸骨圧迫位置

妊娠している子宮によって横隔膜は押し上げられ、胸腔や心臓も生理的に頭側に偏移しているため、胸骨圧迫の部位は一般成人よりやや頭側で胸骨の中央となります。圧迫の深さは一般成人と同様に 5cm 以上ですが、子宮左方転位や体幹を傾けていると圧力が逃げやすいことを考慮すると、妊婦に対しては一般成人よりも深い圧迫を心がける必要があります。

LUCAS®3 心臓マッサージシステムの使いかたをマスターしよう

機械的 CPR 装置は、心停止症例に対する病院前救護において、質の高い用手的胸骨圧迫が困難な状況（長時間搬送や傷病者の移動時）などに有効なデバイスとして期待されています。病院内においてもマンパワーの問題や、救急隊が装着した状態で搬送されてくる場合などがあり、使用方法を知っておく必要があります。ここでは代表的な機械的 CPR 装置として LUCAS®3 心臓マッサージシステムを提示します。

LUCAS®3 心臓マッサージシステム

装着位置

吸着カップの下縁を胸骨の真上に置きます 図1a 。

モード設定方法 図1b

胸骨圧迫中に確実な気道確保（気管挿管）や自己脈の確認を行う場合は、②（一

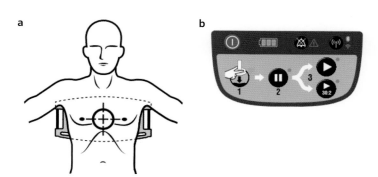

図1 LUCAS®3 心臓マッサージシステムの装着位置とモード設定方法
（画像提供：日本ストライカー株式会社）

時停止ボタン）を押します。中断時間に注意し、10秒以内に再開できるようにします。

胸骨圧迫のモードは連続モードと 30：2 のモードがあり、気管挿管後は③（連続モード）のボタンを押すことで、絶え間ない胸骨圧迫を行うことができます。

臨床例① 院外で一人のときに反応のない傷病者を発見した場合

CPR 開始と 119 番通報のどちらを優先する？

119 番通報は、反応のない傷病者を発見したときにまず行う対応として変わりはありません。最近では携帯電話をスピーカーモードにできるので、119 番通報を行い指令課と連絡を取りながら、迅速に CPR を開始することができます。119 番通報のために傷病者のそばを離れなければならない状況では 119 番通報を優先します。その後すぐに CPR を開始できるよう、いち早く傷病者の元に戻る必要があります。

臨床例② 傷病者が小児の場合

小児の心停止の原因としては、呼吸原性が多いため、人工呼吸を含む換気を併用した CPR が推奨されています。しかし、換気を実施できない場合は胸骨圧迫だけでも実施することが重要です。

成人と小児の CPR における違い 表1

乳児では脈の触知は上腕動脈で行います。乳児は首の発達が未熟で、成人と比べて頭部の比率が大きく、頸動脈での循環の確認が行いにくいためです。乳児の場合は上腕動脈での脈拍確認が必要です。

小児の場合は年齢や体格に応じて胸骨圧迫の方法、深さ、テンポが異なります。胸骨圧迫の深さの目安として、胸郭が約 3 分の 1 沈む程度の圧迫を行うことが重要です。

表1 小児における CPR のポイント

手技 / 年齢	乳児 (1 歳未満)	小児 (1〜15 歳)	成人 (16 歳以上)
脈拍触知部位	上腕動脈	頸動脈、大腿動脈	頸動脈
胸骨圧迫の方法	2 本指法、両母指包み込み法	片手、または両手の付け根を合わせて圧迫	両手の付け根を合わせて圧迫
圧迫の深さ	約 1/3（約 4cm）沈む深さ	約 1/3（約 5cm）沈む深さ	約 5cm
胸骨圧迫のテンポ	100〜120 回 / 分		
胸骨圧迫と人工呼吸の比	救助者 1 名 30：2 救助者 2 名 15：2	30：2	

引用・参考文献
1) 日本蘇生協議会監修. "一次救命処置 (BLS)". JRC 蘇生ガイドライン 2020. 東京, 医学書院, 2021, 17-46.
2) 佐藤直ほか. モーションキャプチャーを使用した胸骨圧迫中断時間に影響する CPR の姿勢分析. 日本シミュレーション医療教育学会雑誌. 8, 2020, 9-14.
3) 前田晃史ほか. 胸骨圧迫における背板使用の有効性に関する文献検討：～背板使用は胸骨圧迫の質向上に寄与するのか～. 日本臨床救急医学会雑誌. 21 (4), 2018, 545-54.
4) 加藤里絵. 妊産婦における心肺蘇生法の啓発. 日本臨床麻酔学会誌. 32 (7), 2012, 858-65.
5) LUCAS®3 心臓マッサージシステム取扱説明書. https://www.lucas-cpr.com/files/9872704_101034-17%20Rev%20A%20LUCAS%203%20IFU%20JA_lowres.pdf (accessed 2024-02-23)

（宮田佳之）

6 手動式除細動器

除細動

除細動は、心肺停止の心電図波形が VF（心室細動）もしくは無脈性 VT（無脈性心室頻拍）の場合に実施する。

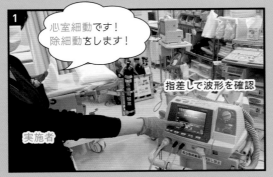

1 心室細動です！除細動をします！

指差しで波形を確認

実施者

除細動実施者は、指差して波形を確認した上で、今から除細動を行うことをメンバー全員に伝達する。

2 設定ジュール数も声に出す

心室細動ですので○ジュールでチャージします！

・エネルギー量をセットする。単相性除細動器であれば 360J、二相性除細動器であれば推奨エネルギー量（多くが 150J）。
・この際、設定 J（ジュール）を声に出して伝える。

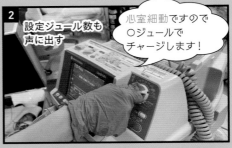

3 実施者　気道管理者

除細動をします！みなさん離れてください

・実施者は、パドルを持ったときにメンバー全員に対して、患者から離れるよう指示する。
・気道管理者は BVM のバッグを持ち、手を後ろに持っていく。

※使い捨てパッドを使用する場合は、充電が完了した後にメンバー全員に対して患者から離れるよう指示する（→ p.49）。

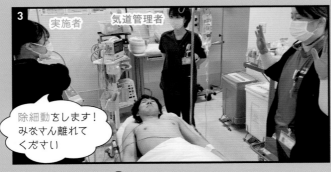

4 充電します！　パドルの位置

右前胸部

左側胸部

しくじり 18

・実施者は、メンバーが患者から離れていることを確認し、胸壁にパドルを付けて充電開始する。
・パドルは右前胸部と左側胸部（心臓を挟む位置）に置く。

※胸壁に付ける前に充電ボタンを押した場合は、速やかに除細動器にパドルを戻し、内部放電後に仕切り直す。

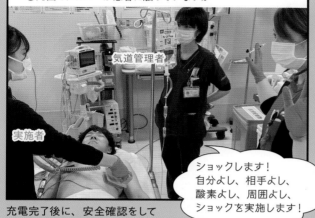

5 ショックの直前に安全確認
①自分が離れているか
②対側者（胸骨圧迫者）が離れているか
③気道管理者がバッグを後ろに持って離れているか
④周囲のメンバーが患者に触っていないか

気道管理者

実施者

ショックします！
自分よし、相手よし、
酸素よし、周囲よし、
ショックを実施します！

充電完了後に、安全確認をして
ショックを実施する。

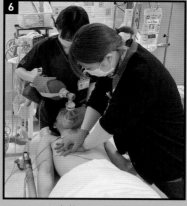

6

ショックを実施したらすぐにCPR（胸骨圧迫＋人工呼吸）を開始するようメンバーに指示する。

同期電気ショック（カルディオバージョン）

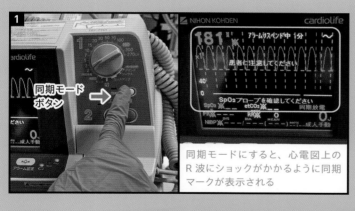

1

同期モードボタン

同期モードにすると、心電図上のR波にショックがかかるように同期マークが表示される

・患者が鎮静下であることを確認する。
・除細動器の電源を入れ、モニターを装着する。
・心リズムがモニターされていることを確認し、カルディオバージョンのときは「同期モード」に設定する
・心電図上、R波のところに同期マークがついていることを確認する。

しくじり19

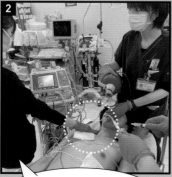

2

しっかり脈は触れます。心電図も洞調律に戻っています

・除細動パッドを患者の胸に装着し、必要エネルギー量を設定後に（心電図波形によってエネルギー量が異なるため）、メンバーに患者から離れるよう伝える。
・除細動パドルを使用する場合は、必要エネルギー量を設定し、除細動パドルを除細動器から取り出すときに、チームメンバーに患者から離れるよう伝える。
・安全確認をしてショックを実施する。

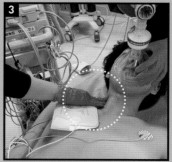

3

ショックを実施したらすぐに頸動脈で脈拍を確認し、心肺停止に陥っていないかどうか、心電図の変化があるかどうかの確認を行う。

経皮的ペーシング

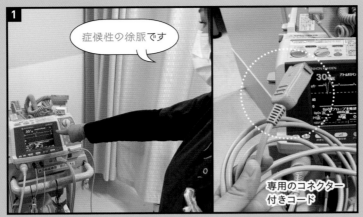

症候性の徐脈です

専用のコネクター付きコード

・症候性徐脈を確認したら、経皮的ペーシングの準備に取りかかる。
・可能な限り鎮静下で実施する。
・専用のコネクター付きコードを装着し除細動器の電源を入れ、モニターを装着する。

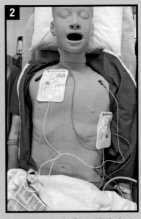

・パッドを患者の前胸部と側胸部に貼る。
・各種除細動器に設置されている「経皮的ペーシング」の電源ボタンをオンにする。

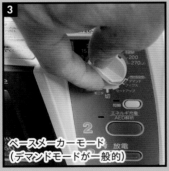

ペースメーカーモード（デマンドモードが一般的）

ペースメーカーモード（ペーシングの波形と自己波形が同調して心拍数を作り出す設定）に変更する。

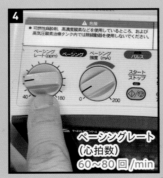

ペーシングレート（心拍数）60〜80 回/min

ペーシングレート（心拍数）を60〜80 回/min に調整する。

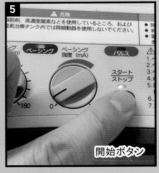

開始ボタン

開始ボタンを押す。

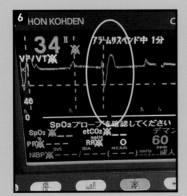

刺激（スパイク）に対し、点線で心臓が反応しているかを確認する。

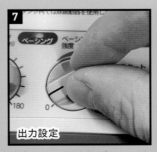

出力設定

反応していなければ、モニターを確認しながら出力電流を上げていく。コンスタントに心室捕捉できる出力から安全領域を 2mA 上昇させる。

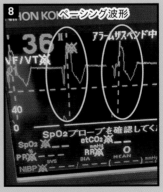

ペーシング波形

スパイクの後、幅の広い QRS 波が出ているかを確認する。

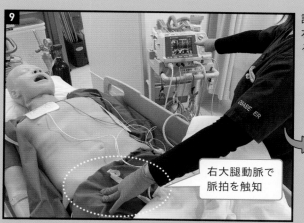

設定した心拍数でペーシングされているか、右大腿動脈で脈拍を触知し回数を確認する。

右大腿動脈で脈拍を触知

しくじり20

新人が間違いやすい！ しくじり 事例

しくじり×18

パドル操作の際、充電が完了してから患者の胸にパドルを当ててショックを行った

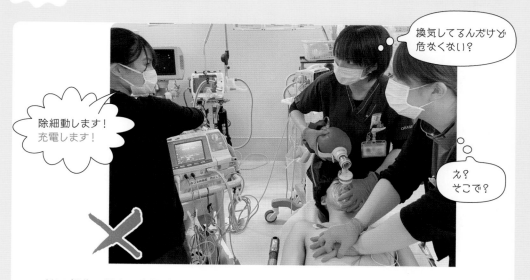

換気してるんだけど危なくない？

除細動します！充電します！

え？そこで？

　パドル操作の場合、充電ボタンとショックボタンは近い位置に設置されていることが多いです。そのため、緊迫した場面では、手元が誤って患者の胸壁に付ける前にショックボタンを押してしまう可能性があります。空中で放電するならまだ良いのですが、大人数がいる中で、ほかの医療スタッフに接触して事故を起こすことがあります。充電ボタンは必ず、患者の胸壁に付けてから押すようにしましょう。

しくじり ×19　同期電気ショックの際、同期モードに変更せずにショックを実施した

同期電気ショックは「不安定な頻拍」の場合に実施します。「不安定な頻拍」とは、呼吸、循環動態が頻拍によってもたらされている場合を指します。同期モード 図1 にするとT波を避け、QRSのピークと同期して電気ショックをかけてくれます。同期させずにショックを実施すると、ショックボタンを押したと同時にショックが実施されるため、万が一、T波にショックがかかってしまうと致死的不整脈（shock on T）を誘発する恐れがあるため注意が必要です。

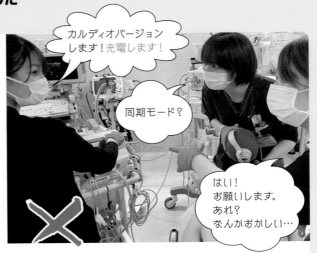

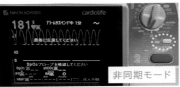
非同期モード

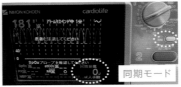
同期モード

同期モードでショックを実施すると、最も近いQRSマークのところでショックがかかるため、ボタンを押したときと時間差が生じる。

図1 除細動（非同期電気ショック）とカルディオバージョン（同期電気ショック）の違い

しくじり ×20　経皮的ペーシングの際、心拍数の確認を頸動脈で行った

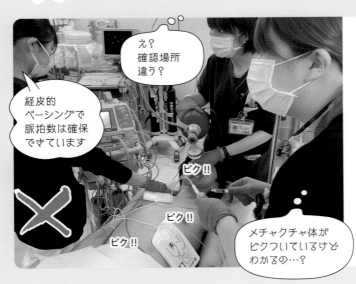

経皮的ペーシングでは、電気的刺激による筋収縮が頸動脈の拍動と区別できないことがあるため、頸動脈で心拍数の確認を行ってはいけません。心拍数は大腿動脈で確認します。しかし治療の目的は正確な心拍数を得ることではなく、患者の臨床状態の改善ですので、自覚症状やバイタルサインの変化に注意して観察を続けましょう。

✦ エキスパートが指南！ 安全に行うための極意

　除細動器を実際に看護師が操作する機会は多くないかもしれません。しかし、患者の状態を把握し速やかに除細動器を使用した治療を行えるように、医師を含めたチームスタッフ全員が目的、使いかたを知っておくことは、重要なことです。機会が少ないからこそ、理解に向けた取り組みが必要です。

こんなとき、どうする？

臨床例　パドルとパッド、どちらが有用？

　手動式除細動器は、パドルを用いるほかに、パッドを患者の体に貼って除細動を行うことができます。パッドを使用する場合、多くの機種ではパッド用の接続ケーブルを除細動器に接続して使用します。パドルとパッドのどちらを使用しても除細動を行うことに変わりはありませんが、American Heart Association（アメリカ心臓協会：AHA）では、胸骨圧迫の手段・時間を最小限にすることを目的に、パッドによる除細動を推奨しています[1]。

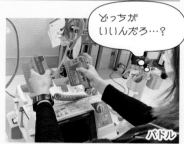
パドル

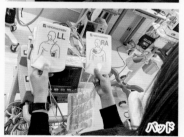
パッド

　パドルを使用する場合、除細動器からパドルを取り出した時点でCPRを中断させ、胸壁にパドルを当てて充電ボタンを押し、充電完了後にショックを実施します。ショック実施までCPRを中断させるのは、蘇生に参加している医療スタッフに除細動の二次災害（患者に接近していることにより移動中にパドルが接触する可能性）を予防するためです。

　しかし、パッドの場合は胸壁に貼り付けているため、パッドが移動して医療スタッフに接触することはありません。充電が完了し、いざショックを実施する直前にCPRを中断すればよいので、CPRの中断時間を短縮することができます。

　また、除細動器の心電図モニターの誘導を「パッドモード」に変更すれば、心電図モニターとしても利用できます。3点誘導の場合は3つの電極シールを貼らないといけませんが、パッドであれば2枚貼るだけで心電図を感知でき、ショックも実施することができます。

引用・参考文献
1) American Heart Association. ACLS プロバイダーマニュアル AHA ガイドライン 2020 準拠. 野々木宏ほか訳. 東京, シナジー, 2021, 123.
2) 日本蘇生協議会監修. JRC 蘇生ガイドライン 2020. 東京, 医学書院, 2021, 532p

（後小路 隆）

7 末梢静脈ライン確保・静脈血採血

キホン手技 ビジュアル解説

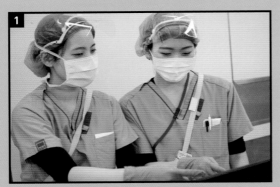

末梢静脈路確保の指示または検査内容や採血管、検体ラベルを確認し、適切な個人防護具を装着する。

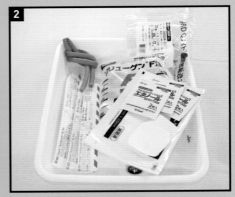

必要物品をトレイに準備する。

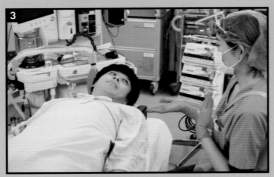

患者本人であることを確認後、目的と方法を説明し、アレルギー（消毒薬、ラテックスなど）や抗血栓薬服用の有無、穿刺を避ける部位を確認する。

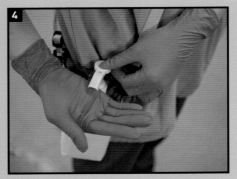

再度手指衛生を行い、グローブを装着する。

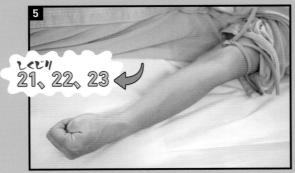

しくじり
21、22、23 ←

駆血帯をつけ、患者に親指を中にしてギュッと手を握ってもらい血管を怒張させる。

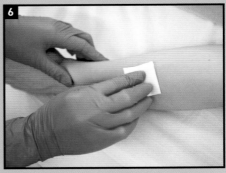

穿刺する血管を探し、穿刺部位を消毒する。

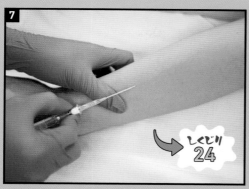

しくじり 24

穿刺部位よりも 3～5cm 末梢の皮膚を軽く手前に引っ張り、血管を固定する。

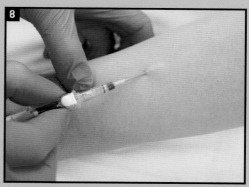

5～20°の角度で穿刺し、注射器または留置針内に血液の逆流を確認する。

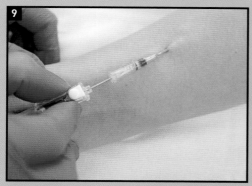

血液の逆流を確認したら、針の角度を浅くして針全体を数ミリ進め、患者に電撃痛やしびれがないかを確認する。

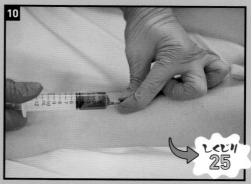

しくじり 25

外筒を血管内へゆっくりと進め、内筒を抜いて採血を行う。その後点滴ルートを接続し、滴下に問題がないかを確認する。

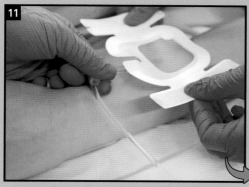

しくじり 26

ドレッシング材および固定用テープで固定する。

しくじり ✕21 蘇生時に、正中皮静脈を第一選択にしてしまった

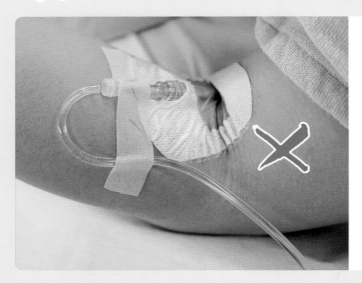

　穿刺部位は利き手でない側の前腕部分を第一選択とし、以前に挿入されていた部位よりも中枢側とします。肘などの関節部位は、屈曲により滴下速度が変化してしまう上、屈曲した際に血管外漏出のリスクが生じてしまいます。

　正中皮静脈でのライン確保は治療継続する場合はもちろんのこと、蘇生時においても、やむを得ない状況を除いては第一選択からは除外するとよいでしょう。

しくじり ✕22 麻痺側、利き手、シャント側の血管で静脈ラインを確保してしまった

　麻痺側では痛みやしびれなどを訴えにくく、血管外漏出や神経損傷した際に発見が遅れる恐れがあります。

　また、利き手に静脈路を確保した場合は患者のADLを妨げ、動かす頻度が多ければ動作により留置針が抜けてしまうリスクもあります。シャント側の駆血は、シャント閉塞や狭窄の原因となるため避けるべきです。

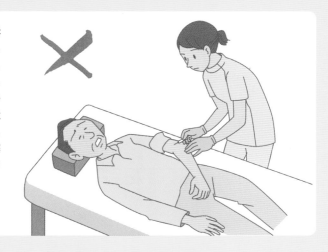

しくじり ✕23 穿刺するまで長時間駆血してから採血してしまった

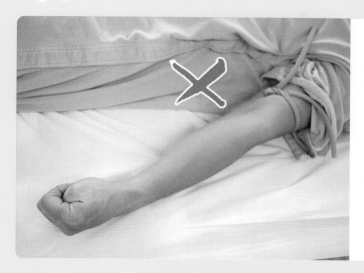

駆血により静脈内圧が次第に高まり、水や電解質、グルコースなどの低分子物質が血管外へ移動します。長時間の駆血は検査結果に影響を及ぼす恐れがあるため、駆血帯の緊縛時間は2分以内が望ましいです。採血が長引く場合は、いったん駆血帯を外し30秒ほど待ってから再び緊縛して採血を続けます。

しくじり ✕24 神経の走行や損傷のリスクを考えずに穿刺した

特に手関節の橈骨側は神経損傷のリスクが高いことが知られており、過去には神経損傷による後遺症で医療訴訟にまで発展したケース[1]もあります。一般的に手関節から12 cm以内の穿刺は避け、深く穿刺しないように注意します。

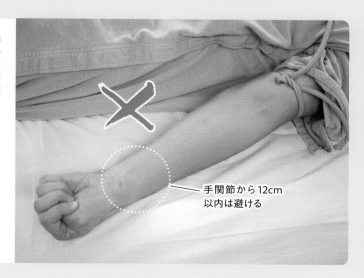

手関節から12cm
以内は避ける

しくじり ×25　点滴側で採血を行った

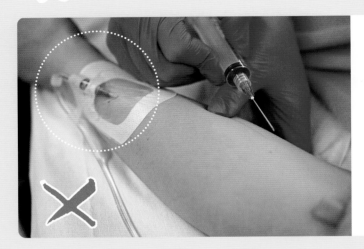

　点滴側からの採血は、輸液成分により検査値に影響を及ぼす恐れがあります。点滴側で採血を行ったために検査値に影響が生じ、患者に本来行う必要のない治療を実施してしまった事例が報告されています[2]。

しくじり ×26　下肢にルート固定する際に、注意するポイントを理解していなかった

　下肢の静脈は上肢に比べ静脈炎や血栓症、感染を起こしやすいといわれています。やむをえず下肢に静脈路を確保する場合は、観察を怠らないようにしましょう。

　また、固定方法は下肢の動きを考慮してルートをやや長めにし、患者が動いても引っかからないように固定することや、ルートが引っ張られた際に抜去されないように固定を補強するなどの工夫が必要です **図1**。

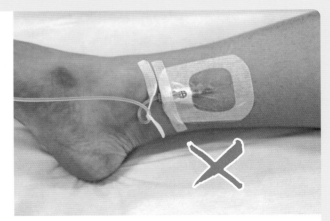

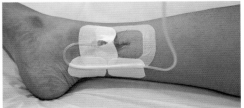

図1 正しい固定の例

エキスパートが指南！　安全に行うための極意

駆血帯緊縛の強さ

　駆血帯緊縛によって、血液が心臓に戻りにくくなり血管をしっかり怒張させることができるため、深く穿刺するリスクを減らします。緊縛の強さは、静脈をうっ血させる必要があるため静脈圧よりも高い圧でなければいけません。しかし、緊縛が強すぎれば動脈血流も遮断してしまい、血管を怒張させることができません。したがって、駆血帯緊縛の強さは「動脈圧より低く、静脈圧より高い圧」[3]である必要があります。しかし患者の血圧に影響を与えることを考慮して、血圧の低い患者に対しては通常よりも弱く緊縛することを心がけます。

穿刺時の安全管理について

　救急の場面では一度にたくさんのスタッフが患者を取り囲み医療行為を実施するため、人も物もさまざまに行き交い非常に煩雑化します。このような状況の中で末梢静脈路確保や採血を行うことは、針刺し事故などの発生リスクが伴います。「針を持っています」や「針を捨てます」など周囲のスタッフにも聞こえるように宣言し、チームとして安全管理を心がけることが大切です。

こんなとき、どうする？

臨床例　穿刺する血管が見つけられない、太い留置針での静脈路確保が困難

　ショック状態や心肺停止状態などである場合、早急に末梢静脈路を確保し輸液を開始したいのですが、末梢血管が虚脱して穿刺する静脈が見つけられないことがあります。しくじり21には反しますが、こんなときはあえて正中皮静脈で静脈路を確保し、循環動態が落ち着いてから別の部位に静脈路を取り直すという選択肢

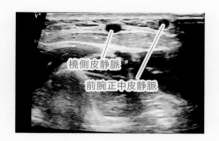
橈側皮静脈
前腕正中皮静脈

もあります。また、静脈可視化装置やエコーを用いて血管を探す方法もあります。
　急速輸液や輸血を行うのであれば18もしくは20Gなどの太い留置針を用いて静脈路確保を行うことが望ましいですが、太い留置針で静脈路確保に時間を要してしまうのなら「22Gでもいいから早く薬剤の投与経路を確保してほしい」という場面もあります。そのとき、何の目的で静脈路を確保するのかを意識することが重要です。

引用・参考文献
1) メディカルオンライン医療裁判研究会. 静脈穿刺に関し手技上の過失が認められた1例. https://www.medicalonline.jp/pdf?file=hanrei_202102_01.pdf (accessed 2023-12-29)
2) 日本医療機能評価機構. 輸液中の四肢からの採血. 医療事故情報収集等事業 医療安全情報. No. 126, 2017年5月. https://www.med-safe.jp/pdf/med-safe_126.pdf (accessed 2023-12-29)
3) 佐藤エキ子ほか編著. ナースが行う静脈注射：安全に実施するための知識と技術. 東京, 南江堂, 2005, 34-41.
4) Gorski, LA. et al. Infusion Therapy Standards of Practice, 8th Edition. J Infus Nurs. 44 (1S Suppl 1), 2021, S1-224.
5) 近藤一郎ほか. 診察と手技がみえる vol. 2. 医療情報科学研究所編. 東京, メディックメディア, 2010, 2-6.

（新行内 賢）

⑧ 中心静脈ライン確保・PICC（介助）

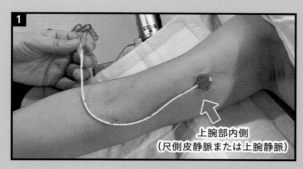

PICC（末梢挿入式中心静脈カテーテル）は上腕部の内側（尺側皮静脈または上腕静脈）か外側（橈骨皮静脈）に挿入されている。

上腕部内側
（尺側皮静脈または上腕静脈）

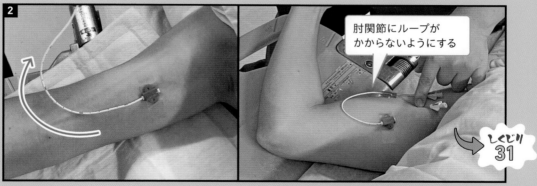

肘関節にループがかからないようにする

しくじり31

カテーテルは、ループを作って頸部の方へ出すようにすると、患者の衣類の着脱時に接続部を外す必要はなくなる。

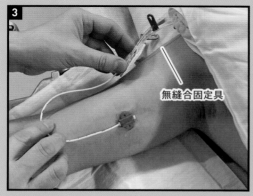

無縫合固定具

無縫合固定具を使用する場合は、患者が仰臥位になったときに固定部と当たらないようにする。

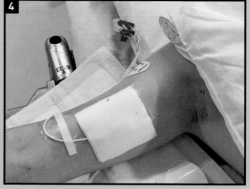

・ループの部分をテープで固定し、カテーテル全体をフィルム材などで保護する。
・術後当日はガーゼなどを当ててドレッシングを行い、出血の有無や神経障害などの確認を行う。

しくじり ✕27　緊急時に中心静脈ルートを第一選択にした

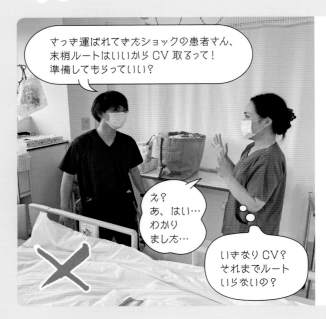

さっき運ばれてきたショックの患者さん、末梢ルートはいいからCV取るって！準備してもらっていい？

え？あ、はい…わかりました…

いきなりCV？それまでルートいらないの？

　中枢挿入式中心静脈カテーテル（CICC）を挿入する場合は内頸静脈や鎖骨下静脈、大腿静脈などから挿入しますが、動脈への誤穿刺を起こしやすく、末梢静脈に比べて挿入に時間がかかることなどから、現在では、最初から挿入されていない限り第一選択とはなりません。AHA（American Heart Association）ガイドライン2020でも中心静脈への挿入は不要とされています。CICCの選択部位は最も静脈路が確保しやすい肘正中皮静脈を推奨しており、心肺停止時などで肘正中皮静脈でも挿入が困難な場合は骨髄路の確保を推奨しています。

しくじり ✕28　ほかの作業に気を取られ、カテーテルの挿入長を記録していなかった

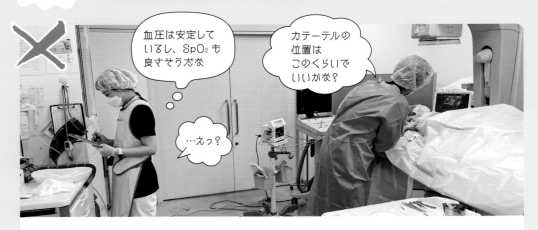

血圧は安定しているし、SpO₂も良さそうだな

カテーテルの位置はこのくらいでいいかな？

…えっ？

　PICCは上腕の静脈より挿入し、カテーテルの先端は上大静脈付近に留置します。そのため、一般的なPICCカテーテルの長さは30～40cmあります。挿入時とは異なる長さで管理していると血栓形成や静脈炎を起こす可能性があります。挿入後には必ず実施者へカテーテルの長さを確認するようにしましょう。

しくじり ×29 PICC カテーテル挿入の際、首を正中位に向けていた

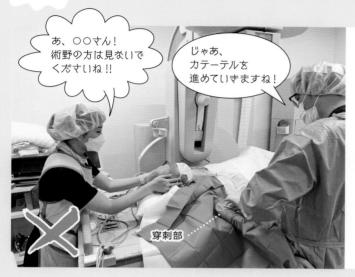

PICC は CICC に比べ、挿入する血管系が細く、血管の蛇行などにより、上大静脈にカテーテルが進まず、内頸静脈へ迷入する場合があります。その場合は頭部を穿刺部へ向け、挿入側の内頸静脈への進行を防ぐようにします。完全に迷入を防ぐことはできませんが、看護師ができる挿入時の重要な看護の一つです。

しくじり ×30 胸部 X 線でカテーテル先端位置の確認方法がわからなかった

PICC カテーテル先端の最適位置についてはさまざまな議論がされていますが、血栓形成や PICC の機能不全の発生率の低さから、上大静脈の下3分の1がよいと言われています。

また別の報告では、Zone 分類を用いて右上腕から挿入されたカテーテルは Zone B、左上腕から挿入されたカテーテルは Zone C と表現する場合もあります。いずれにしても最終的には胸部 X 線撮影を行い、カテーテル先端位置を確認します **図1**。一般的には気管分岐部付近に留置しているのが理想ですので、その位置に留置されているのを胸部 X 線で確認します。

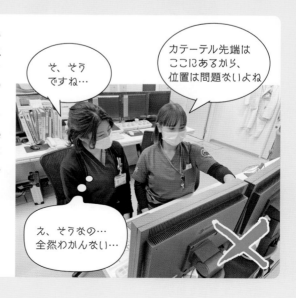

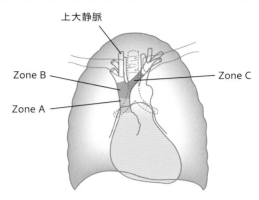

図1 Zone 分類を用いた PICC カテーテルの至適位置（文献 1 を参考に作成）

しくじり ×31

PICC カテーテルの正しい固定方法がわからなかった

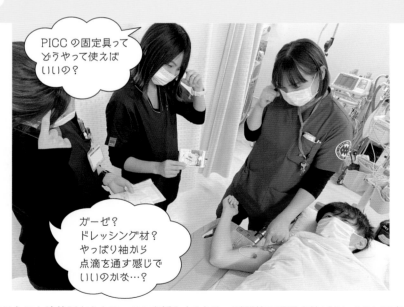

　PICC は主に上腕静脈からカテーテルを挿入するため、肘関節の運動を妨げないように固定します。挿入部からループ状に湾曲させて固定しておくと、点滴ラインを肩から出すことができるため、患者の着替えなどの際にその都度接続を外して点滴ラインをつなぎ直さなくても済みます。

　また、カテーテルの固定については縫合によって皮膚に穴が開くことが血流感染リスクを上昇させるため、現在は無縫合固定が推奨されています。専用の器具で固定する方法もあるので、自施設の固定方法を知っておくことが重要です。

✦ エキスパートが指南！ 安全に行うための極意

PICC の基礎知識

　中心静脈カテーテル（CVC）のうち、中枢挿入式の中心静脈カテーテルは CICC（シック）（centrally inserted central venous catheter）、末梢挿入式の中心静脈カテーテルは PICC（ピック）（peripherally inserted central venous catheter）と呼ばれます。管径が太く血流が多い大静脈内に留置し、輸液などを投与するための医療用デバイスです。経口摂取困難な患者に対して高カロリー輸液などの栄養サポートが必要な場合や、末梢ルート確保が困難な場合、また、濃度・pH の乖離による血球障害や刺激性薬剤による静脈炎を予防する目的などによって CVC や PICC などが投与ルートとして適切な場合があります。

　最近では、PICC は主に上腕の末梢静脈から挿入して先端を中心静脈に留置するカテーテルが多く使われています。従来の内頸静脈や鎖骨下静脈、大腿静脈から挿入する CICC と比べ、動脈穿刺や気胸などの合併症が少ないとされています。また、上腕部は皮膚温度や湿度が低く、体表部の常在菌数が少ないため、カテーテル感染が少ないと考えられています。現在では看護師の特定行為研修の特定行為の一つにもなっており、PICC の普及がますます広がっています。

PICC 挿入後の観察ポイント

　穿刺や留置の際に起こりうる合併症として、動脈穿刺や皮下血腫、神経・筋組織な

どの損傷が挙げられます。術直後は、挿入部の出血・腫脹の有無を観察するとともに、挿入されている側の上肢の感覚障害や運動障害がないか確認します。特に感覚障害は、穿刺時に起こるものとカテーテルの機械的圧迫によって起こるものがありますので、術後もしっかりと観察することが大事です。

　また、PICC は CICC と比べ、合併症や感染の発生率は低いと言われていますが、適切に管理が行われなければ血管内留置によるカテーテル関連血流感染症（catheter-related blood stream infection：CRBSI）を起こす可能性があります。米国の Institute for Healthcare Improvement では、中心静脈のケアバンドルとして①手指衛生、②挿入時のマキシマルバリアプリコーション、③クロルヘキシジンを用いた皮膚消毒、④最善のカテーテルの挿入部の選択、⑤必要性のチェックと不要なカテーテルの抜去の5項目を推奨しています。CRBSI の観察を行うとともに常に感染対策を実施することが重要です。

　CICC、PICC いずれも体内にカテーテルが留置されている限り、CRBSI を起こす可能性があります。現在投与されている薬剤が CICC や PICC を必要としているのか、CVC 留置の目的に合っているのかをアセスメントし、抜去を念頭に置いておくことが重要です。

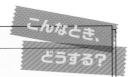

こんなとき、
どうする？

臨床例 **逆血が来ない！**

　CICC または PICC のカテーテルから逆血が引けない場合は、カテーテル先端が血管壁に当たって屈曲している可能性があります。細い血管にカテーテルの先端が留置されているとそのようなこともありますが、CICC や PICC は心臓に近い血管に留置されるため、そのようなことは起こりません。逆血があったものがないということは、挿入時の位置から移動して異なった場所に留置されている可能性があります。胸部 X 線などでの確認が必要となるため、速やかに医師へ報告しカテーテルの位置について確認しましょう。

【引用・参考文献】
1) Stonelake, PA. et al. The carina as a radiological landmark for central venous catheter tip position. Br J Anaesth. 96 (3), 2006, 335-40.
2) 岩田充永監修. 酒井博崇編. PICC の教科書：失敗しない！挿入から管理までのポイント. 東京, 南山堂, 2021, 85-110.
3) American Heart Association. ACLS プロバイダーマニュアル：AHA ガイドライン 2020 準拠. 東京, シナジー, 2021, 128.

（後小路 隆）

9 動脈ライン確保（介助）・動脈血採血

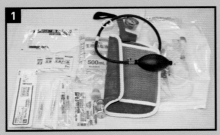

・必要物品を準備する。動脈ライン用回路にはあらかじめフラッシュ用生食（ヘパリン加生食）[1]を満たし、圧センサーとモニターを専用のケーブルで接続しておく。
・準備は施設や使用する物品によって方法が異なるので、施設基準や使用説明書などに従う。

動脈血採血の指示や検体ラベルを確認し、適切な個人防護具を装着する。

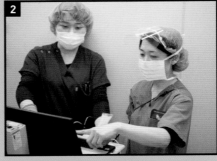
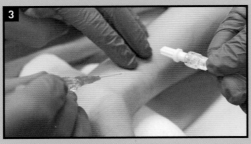

しくじり
32

・実施者が動脈穿刺を実施する。
・介助者はルートをすぐに渡せるように持っておき、穿刺ができたら実施者にルートを手渡し接続する。

モニター上で、動脈圧波形が正しく表示されていることを確認する。

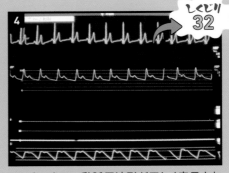
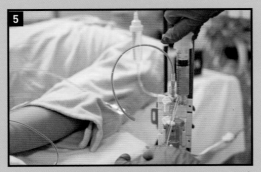

しくじり
33

・ルート接続部の空気が完全に抜けるように血液をシリンジ内に引き込む。
・空気が完全に抜けたのを確認してからシリンジ内の血液を返血し、ルート内をフラッシュする。

挿入部位に滅菌ドレッシング材を貼付し、必要であればシーネなどで固定する。

7

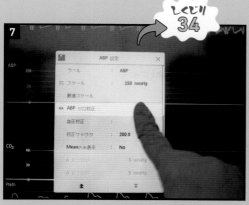

しくじり 34

圧トランスデューサーの0点校正を実施し、動脈ラインの血圧とマンシェットでの血圧の誤差がどれくらいあるかを確認する。

8

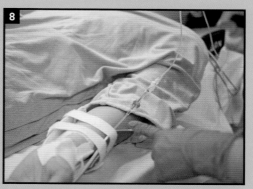

動脈血採血をする際は、動脈ライン全体を観察し、凝血塊などがないか確認する。

9

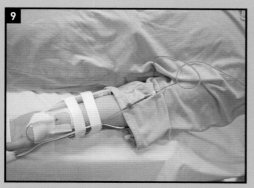

動脈血を吸引し、回路内に血液を十分に引き込む。

10

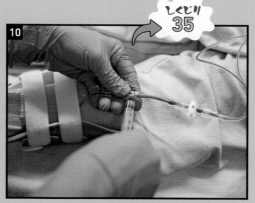

しくじり 35

・活栓の回路側を閉塞し、血液を採取する。
・血液採取用のゴム栓がついている場合はアルコール綿で消毒した後、シリンジをゴム栓に接続して採血する。

11

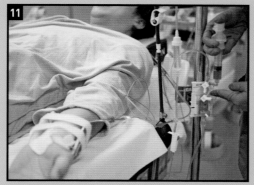

閉塞した活栓を開通させて回路内に引き込んだ血液を返血し、その後ルート内をフラッシュする。

12

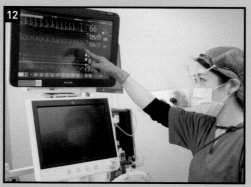

動脈圧波形を確認し問題なくモニタリングできているかを確認する。

しくじり ×32　動脈圧波形が正しく表示されていないことに気がつかなかった

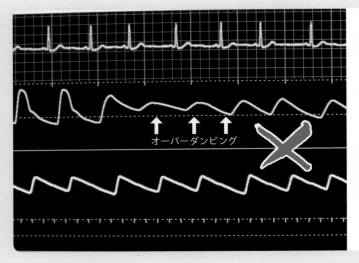

オーバーダンピング

　動脈ラインはときとして数値を正しく表示しない場合があります。一つの例として、オーバーダンピングという波形が低く表示されるものがあり、通称「なまる」といわれる現象です。これはカテーテルの折れ曲がりや気泡、血栓、加圧バッグの問題などで起こります。まずは正常波形を理解するところから始めましょう。

しくじり ×33　カテーテル挿入部位の関節を屈曲した状態で固定していた

　挿入部位の関節が屈曲（底屈）していると、カテーテルの折れ曲がりを招きます。カテーテル挿入の際は手関節を軽度背屈して挿入するので、固定もなるべく背屈のままにします。

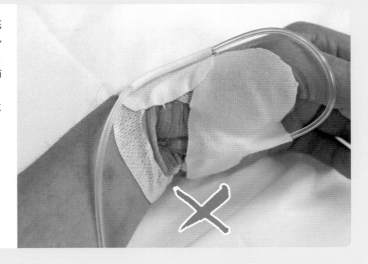

しくじり ×34 0点校正を行わなかった

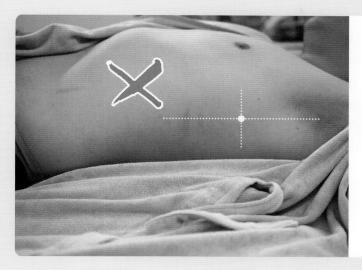

　0点校正をきちんと行わなければ、正しく血圧を表示することはできません。圧トランスデューサーを中腋窩線と第4肋間腔の交点にある、右心房の高さに設定して大気開放し0点校正を行います。ベッドの高さを変えたときや、モニターに接続していたケーブルを抜いてしまった場合は再度0点校正を行います。

しくじり ×35 採血時、ルート内に血液が残留していた

　採血の際に回路内に血液が残留すると、血栓が形成される恐れがあります。また回路内の血栓や気泡はオーバーダンピングの原因となります。

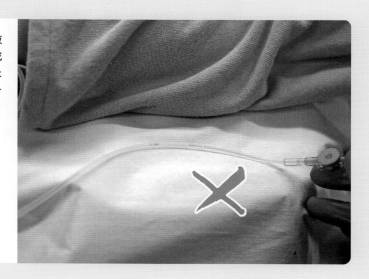

回路の外れに注意！

　動脈ライン用回路の接続部が途中で外れると、血液が逆流し出血してしまいます。カテーテルが挿入されているのは動脈であるため、発見が遅れれば思わぬ大出血を招く恐れがあります。回路が外れれば動脈波形は正しく表示されなくなるので、波形の変化に注意します。また、回路を準備する際は確実に接続し、緩みがないかどうかを確認しましょう。

空気塞栓

　カテーテルが挿入されている動脈は末梢に向けて徐々に細くなっていき、毛細血管を介して静脈へ移行します 図1 。動脈ラインから気泡が入ってしまうと末梢の細い動脈で空気塞栓を起こす恐れがあり、感覚障害や血流障害だけでなく、最悪の場合は壊死を招く可能性があります。

　動脈ライン用回路から動脈カテーテルを通して動脈内に送られた空気が原因と考えられる脳の空気塞栓により、呼吸困難と徐脈を伴う昏睡状態に陥り左半身麻痺と認知障害が残ってしまったという報告[2]もあり、回路内の気泡やフラッシュ用生食のバッグ内の空気を除去することが重要です。

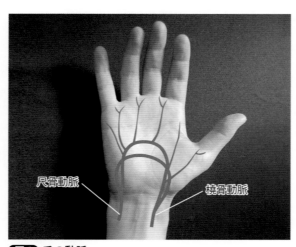

図1 手の動脈

尺骨動脈　　　橈骨動脈

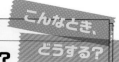

臨床例① 動脈ラインが確保されていれば実測は不要？

しくじり32 でも少し触れましたが、動脈ラインはときとして数値を正しく表示しない場合があります。そのため、動脈圧波形が正しく表示されていることを確認したり、実測との誤差はどれくらいなのかを把握したりしておくことはとても重要です。実測が不要という訳にはいきませんが、動脈ラインの数値が正しく表示できているのならば実測の回数を減らすことができるでしょう。頻繁に血圧測定を行う必要がある場合はマンシェットの加圧により皮膚トラブルを招く恐れがありますし、夜間患者が就眠中のときなどは血圧測定が入眠の妨げになる場合もあるので、うまく動脈ラインを活用して患者の安全安楽に努めましょう。

臨床例② 実測・自動血圧計・動脈ライン圧のどれを指標にすべき？

血圧管理をする場合、実測・自動血圧計・動脈ライン圧のどれを指標にすべきか迷うことがあります。さまざまな測定方法で得られた血圧ですが、結論からいうと、正しく測定されているのであればこれらはいずれも血圧管理の指標になりえます。しかしそれぞれに測定誤差があり、スタッフ間で違った指標を用いてはうまく血圧管理をすることはできません。注意すべきは組織として同じ指標を用いて管理することであり、あらかじめ何の値を指標にして管理するかを決めておくことが重要です。

引用・参考文献
1) Tuncali, BE. et al. A comparison of the efficacy of heparinized and nonheparinized solutions for maintenance of perioperative radial arterial catheter patency and subsequent occlusion. Anesth Analg. 100 (4), 2005, 1117-21.
2) 道又元裕編. 循環管理のアプローチ. ICU ディジーズ：クリティカルケアにおける看護実践. 改訂第 2 版. 東京, 学研メディカル秀潤社, 2014, 228-43.
3) O'Grady, NP. et al. Guidelines for the prevention of intravascular catheter-related infections. Clin Infect Dis. 52 (9), 2011, 162-93.
4) 山下直也ほか. "カテーテル管理とモニタリング". ICU3 年目ナースのノート. 改訂増強版. 道又元裕総監修. 愛知, 日総研出版, 2017, 23-34.

（新行内 賢）

10 胃管挿入

キホン手技 ビジュアル解説

半坐位から坐位をとれるように頭位挙上し、適切な姿勢ができるよう介助する。

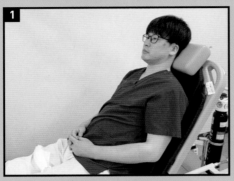

外鼻孔　外耳孔
外鼻孔
心窩部

患者の体格を確認し、胃管を挿入する長さを確認する。

しくじり
36

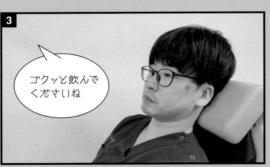

ゴクッと飲んでくださいね

咽頭に達した際、スムーズに胃管が進むように、嚥下動作の協力を得る。

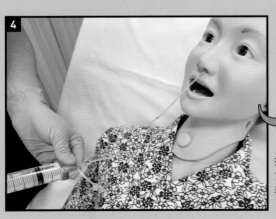

しくじり
37

挿入後、胃内容物を吸引するためのカテーテルチップ注射器を準備し、適正位置に挿入されていることを確認する。

新人が間違いやすい！ しくじり 事例

しくじり ×36 　長さを確認せずにいきなり胃管を挿入した

　挿入の長さが短いとカテーテル先端が胃内まで到達しません。逆に長すぎると胃壁を傷つけることにもつながります。長さを確認するには、患者の外鼻孔～外耳孔～心窩部（剣状突起部）までの長さを測る方法や、その長さに10cmを加える方法があります。胃液を採取するためには、身長145～180cmの範囲においては「身長（cm）×0.3＋100mm」の計算式から求める方法があります。いずれにしても、鼻から胃内までの距離は、患者の体格など解剖的な要素によって一様ではありません。患者ごとに予測できうる長さを確認した上で挿入することが必要です。

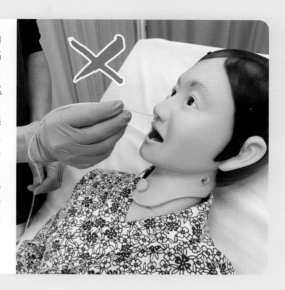

しくじり ×37 　胃管挿入後の確認を胃泡音の聴診だけで済ませた

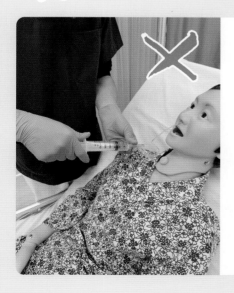

　聴診で空気注入音が確認できたとしても、胃管が適切な位置にあるという証明にはなりません。気管末梢まで迷入した胃管に空気を注入しても、心窩部で同じような空気音が聴取されることがあるためです。胃管挿入後は胃内容物の吸引を行い、pH測定を実施することによって胃内に留置されているかを確認することが推奨されています。

　胃内容物が吸引できない場合や、吸引する量が不十分で確認ができない場合はX線で確認することが望ましいですが、挿入する長さや体位を変えてみたり、少し放置し再度胃内容物を確認したりするなど、胃内容物を確認できる方法を試みるのもよいでしょう。

挿入時の嘔吐・誤嚥

　胃管挿入時の嘔吐は、胃管の先端が咽頭を通過するところで刺激となって起こるケースが多いです。医療者も患者も嘔吐が起こりやすいことを認識すべきです。大量の胃内容物が貯留している場合は多量の嘔吐となり、誤嚥にも直結します。嘔吐が生じた際に迅速に対応できるように、あらかじめ膿盆 **図1** や吸引器・吸引カテーテルなどを使える状態でベッドサイドに準備しておくことや、患者を側臥位に体位変換できるような準備や心構えをしておくことも必要です。

胃管の気管内への誤挿入 **図2**

　高齢者や意識障害がある患者では、嚥下機能と咳嗽反射がともに低下しています。胃管が誤って気管内に入ってしまったとしても、咳嗽が起こらないことは珍しくありません。事前に手順を説明し、唾液を飲み込む練習をしておくのがよいでしょう。胃管が気管内に誤挿入すると、胃内容物が吸引できなかったり、嗄声が起こったりすることで確認できる場合もあります。

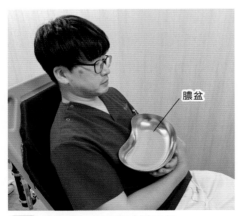

膿盆

図1 胃管挿入時の嘔吐対応の例

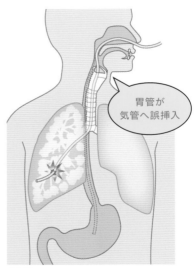

胃管が気管へ誤挿入

図2 胃管の誤挿入

こんなとき、どうする？

臨床例 **患者の反応から判断しにくい**

　意識障害、認知機能障害、嚥下障害や麻痺、咳嗽反射の低下、鎮静薬の使用、気管挿管・気管切開などの患者は、胃管が気管や気管支に誤挿入されても気づきにくい場合や、知らせることが難しい場合もあります。複数人で慎重に位置確認を行うことが重要ですが、複数の確認方法を用いて、チューブが胃内にあることを判断できるようにしましょう。

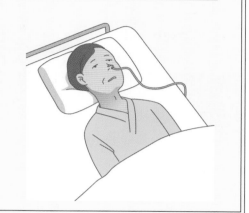

引用・参考文献
1) 山元恵子ほか. 安全な経鼻栄養チューブの挿入長さと条件. 医療機器学. 86 (5), 2016, 459-66.
2) 蒲地正幸ほか. 栄養チューブ挿入にともなう合併症—X 線検査は位置確認のためのゴールドスタンダードなのか—. 日本集中治療医学会雑誌. 22, 2015, 179-80.
3) 経鼻栄養チューブ取扱い時の注意について. 医薬品医療機器総合機構 PMDA 医療安全情報. No.42. 2014. https://www.pmda.go.jp/files/000144631.pdf

（大村正行）

11 膀胱カテーテル留置

キホン手技 ビジュアル解説

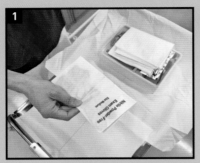

1 閉鎖式カテーテルキットを開封し、滅菌手袋をキットから取り出す。

固定水
注入口

バルーン

バルーン

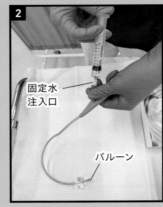

カテーテルの固定水注入口からシリンジで滅菌蒸留水を注入し、バルーンが正常に膨らむことを確認する。

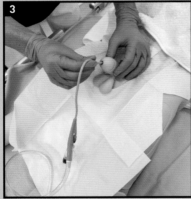
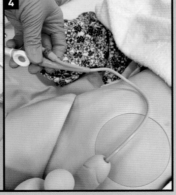

3 カテーテル挿入の際は、抵抗がないことを確認する。

4 尿の流出を確認した上で固定水注入口から滅菌蒸留水を注入し、バルーンを膨らませて膀胱内に固定する。

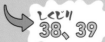
しくじり
38、39

カテーテルをテープなどで固定する。

しくじり
40

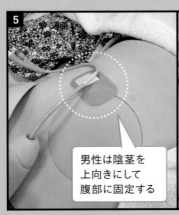
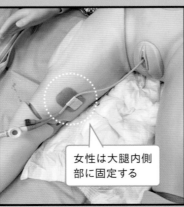

男性は陰茎を上向きにして腹部に固定する

女性は大腿内側部に固定する

新人が間違いやすい！ **しくじり** 事例

しくじり ×38 尿の流出を確認せずにバルーンを固定した

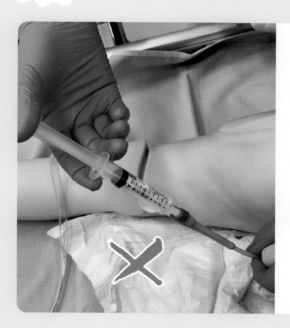

　尿の流出が見られないということは、カテーテルの先端が膀胱内ではなく、まだ尿道内にある可能性があります。女性の場合は腟に挿入された可能性も考えられます。カテーテルが膀胱内に達すると尿が流出します。尿が流出した段階では、バルーンはまだ尿道内にありますので、そこからさらに2～3cm奥に挿入してバルーンを膨らませます。

　カテーテル挿入時に抵抗があるにもかかわらず挿入動作を続けると、尿道損傷や仮性尿道形成を起こす危険性が高まります。無理に挿入せず医師に相談しましょう。

しくじり ×39 バルーンの固定水を注入する際に抵抗があったが、そのまま固定した

　バルーンを膨らませる抵抗が強い場合、膀胱内ではなく尿道内でバルーンを膨らませている可能性があります。尿道内でバルーンを膨らませると尿道損傷のリスクがあります。そのため、バルーンを確実に膀胱内まで到達させることが重要です。挿入前のバルーン確認の際に、バルーンを膨らませる抵抗の大きさについても一緒に確認しておきましょう。

　また、バルーンの固定水には必ず滅菌蒸留水を使用します。生理食塩水はバルーンの中で結晶化し、水が抜けなくなる恐れがあります。

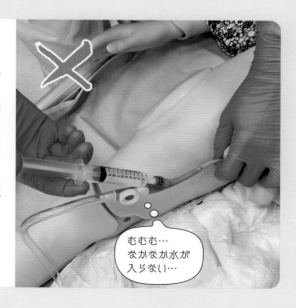

むむむ…なかなか水が入らない…

カテーテルの固定位置を誤り、瘻孔形成を起こしてしまった

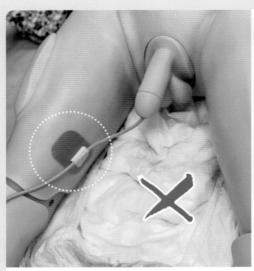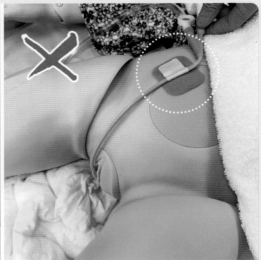

　膀胱留置カテーテル挿入後は、カテーテルが引っ張られたりすることで生じる尿道損傷を予防するため、テープで確実に固定します。

　男性の場合は陰茎を上向きにし、腹部に固定します。陰茎を下げて固定すると陰茎陰嚢角部に圧迫が加わり、瘻孔を形成することがあります。

　女性の場合は、大腿内側部にゆとりを持たせて固定します。腹部に固定するとカテーテルが会陰に当たり、裂傷を引き起こすことがあります。

新人が間違いやすい！ **しくじり 事例**

 38 尿の流出を確認せずにバルーンを固定した

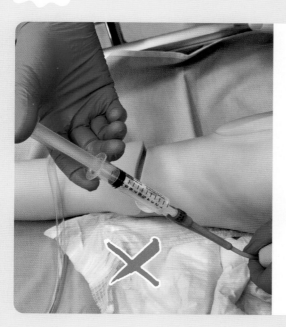

　尿の流出が見られないということは、カテーテルの先端が膀胱内ではなく、まだ尿道内にある可能性があります。女性の場合は腟に挿入された可能性も考えられます。カテーテルが膀胱内に達すると尿が流出します。尿が流出した段階では、バルーンはまだ尿道内にありますので、そこからさらに2～3cm奥に挿入してバルーンを膨らませます。

　カテーテル挿入時に抵抗があるにもかかわらず挿入動作を続けると、尿道損傷や仮性尿道形成を起こす危険性が高まります。無理に挿入せず医師に相談しましょう。

39 バルーンの固定水を注入する際に抵抗があったが、そのまま固定した

　バルーンを膨らませる抵抗が強い場合、膀胱内ではなく尿道内でバルーンを膨らませている可能性があります。尿道内でバルーンを膨らませると尿道損傷のリスクがあります。そのため、バルーンを確実に膀胱内まで到達させることが重要です。挿入前のバルーン確認の際に、バルーンを膨らませる抵抗の大きさについても一緒に確認しておきましょう。

　また、バルーンの固定水には必ず滅菌蒸留水を使用します。生理食塩水はバルーンの中で結晶化し、水が抜けなくなる恐れがあります。

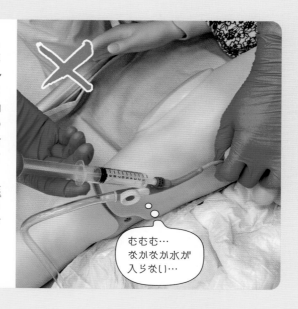

しくじり ×40 カテーテルの固定位置を誤り、瘻孔形成を起こしてしまった

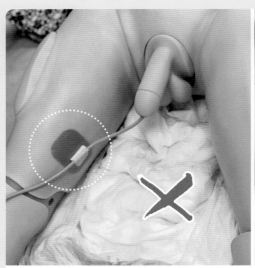 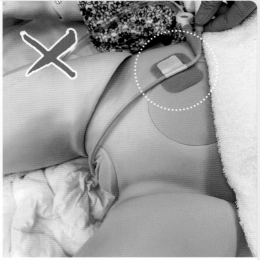

　膀胱留置カテーテル挿入後は、カテーテルが引っ張られたりすることで生じる尿道損傷を予防するため、テープで確実に固定します。

　男性の場合は陰茎を上向きにし、腹部に固定します。陰茎を下げて固定すると陰茎陰嚢角部に圧迫が加わり、瘻孔を形成することがあります。

　女性の場合は、大腿内側部にゆとりを持たせて固定します。腹部に固定するとカテーテルが会陰に当たり、裂傷を引き起こすことがあります。

✦ エキスパートが指南！ 安全に行うための極意

尿意・不快感への対応

　膀胱カテーテル留置を行った後に、尿意や不快感を訴える患者がいるかもしれません。これは、膀胱の出口にバルーンが接していることで圧迫・刺激され、そのような症状が現れている場合があります。

　カテーテル挿入時は、尿の流出を確認した後にバルーンを膨らませ、カテーテルを軽く引いて抜けてこないことを確認します。引いた分のカテーテルは再挿入した後、少しゆとりを持たせて固定します **図1**。これにより、体動のたびにカテーテルが引っ張られて抜去しやすくなったり、尿道粘膜が摩擦によって損傷されたりするのを防ぐことにもつながります。

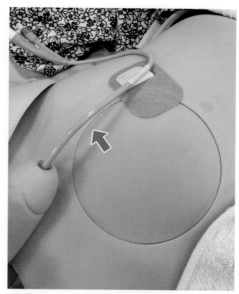

図1 少しゆとりを持たせて固定する

臨床例 ## 患者が緊張している

こんなとき、どうする？

　患者の緊張などが原因で挿入に抵抗があると考えられる場合は、患者に口で深呼吸をしてもらいながら挿入動作を行います。深呼吸によって尿道括約筋が弛緩し、カテーテルの挿入がスムーズになる場合があります。

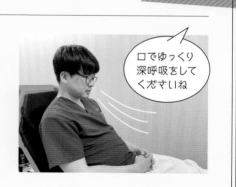

口でゆっくり深呼吸をしてくださいね

引用・参考文献
1) 柴田光枝. 尿道留置カテーテル管理のポイント 5. 泌尿器ケア. 17 (5), 2012, 480-8.
2) 八木橋祐亮. 尿道カテーテル留置. 泌尿器ケア. 20 (5), 2015, 471-8.

（大村正行）

12 輸液ポンプ

キホン手技　ビジュアル解説

滴下制御式

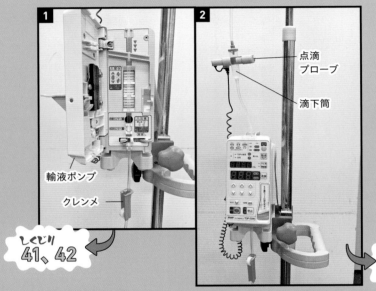

1
・輸液セットを接続し、クレンメを閉じる。
・輸液セットを輸液ポンプにセットする（使用する機種の接続順に従う）。

2
・輸液ポンプをセットする際には、クレンメはポンプの下にくるようにセットする。
・滴下筒に点滴プローブを装着する。

（図中ラベル） 点滴プローブ／滴下筒／輸液ポンプ／クレンメ

しくじり 41、42
しくじり 43、44、45

流量制御式

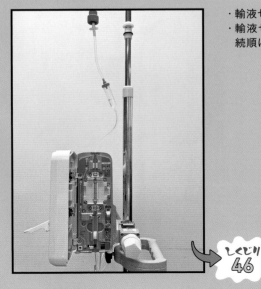

・輸液セットを接続し、クレンメを閉じる。
・輸液セットを輸液ポンプにセットする（使用する機種の接続順に従う）。

しくじり 46

新人が間違いやすい！ しくじり 事例

しくじり ×41

[滴下制御式]
クレンメを輸液ポンプより上部に設置してしまった

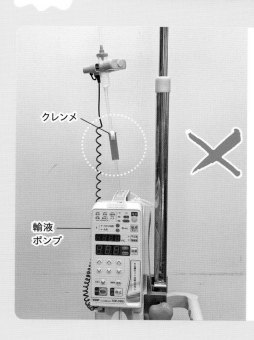

クレンメが閉じていた場合、クレンメが上部に位置した状態では輸液ポンプ内部の閉塞が感知されず、閉塞アラームが鳴らない可能性があります。

また気泡アラームが鳴った際に、クレンメがポンプの上部に設置していると、チューブ内のエアー抜きが難しくなります。そのため、クレンメは輸液ポンプの下に位置するようにセットする必要があります。

しくじり ×42

[滴下制御式]
輸液セットのドアを開けた際に、クレンメを閉じ忘れた

滴下制御式の場合は、ドアを開けた際に薬剤が急激に投与される可能性があるため（フリーフロー現象）、ドアを開ける際にはクレンメを閉じたことを確認してから開放します。

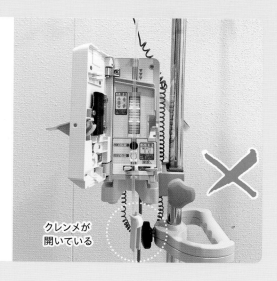

クレンメが
開いている

滴下筒の上部に点滴プローブをセットしてしまった

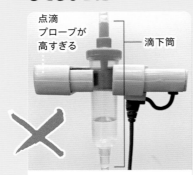

点滴プローブが高すぎる ─ 滴下筒

滴下制御式輸液ポンプは滴下数を感知することで輸液量を調整しています。点滴プローブのセット位置が高すぎる場合には、滴下筒内の薬液の垂れ下がりをダブルカウントしてしまう可能性があります。

滴下筒の下部（薬液面付近）に点滴プローブをセットしてしまった

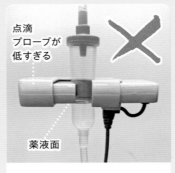

点滴プローブが低すぎる

薬液面

セット位置が低すぎる場合には、滴下した薬剤の跳ね返りをダブルカウントする可能性があり、正確な滴下数を感知することができない危険があります。

滴下筒内の薬剤が多すぎる

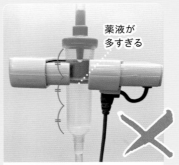

薬液が多すぎる

滴下筒内を満たす薬剤が多すぎると、点滴プローブを設置しても滴下を正確にカウントできず、正確な滴下数を感知できない危険があります。そのため、滴下筒内の薬剤は3分の1程度を満たすようにする必要があります。

［流量制御式］
輸液セットをポンプへ装着する際に、チューブを軽く引っ張った状態で装着した

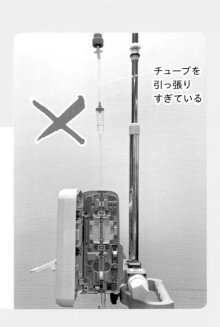

チューブを引っ張りすぎている

　流量制御式輸液ポンプは、装着されたチューブを流量が一定になるようにしごくことで送液する設計となっています。そのため、輸液セットを装着する際に引っ張った状態で装着すると、チューブの内径が狭小化された状態となり、送液する薬液量が設定よりも少なくなる危険があります。そのため、装着するときはチューブにゆとりをもって装着する必要があります。

エキスパートが指南！ 安全に行うための極意

輸液ポンプとシリンジポンプは、点滴静注を施行する際の利便性と安全性を高めるために用いられますが、誤った操作を行うと死亡例を含む重大なインシデントが発生する危険があります。そのため与薬の6R（正しい患者、正しい薬剤、正しい目的、正しい投与方法、正しい用量、正しい時間）を実践した上で、それぞれの機器の特徴を踏まえた使用を心がける必要があります。ここでは特に輸液ポンプの正しい使用方法と、輸液管理を行う上での注意点を述べます。

輸液ポンプ・シリンジポンプの使い分けと、輸液ポンプの種類

輸液ポンプとシリンジポンプの使い分け

輸液ポンプは、持続的な輸液や微調整の必要性が高くない薬剤を投与する際に使用します。一方で新生児への輸液投与や、微量投与が必要な薬剤を正確に注入する際にはシリンジポンプを使用します。このように使い分ける理由としては、一般的に機器使用による流量の誤差にあります。多くの輸液ポンプの誤差は±10%であるのに対して、シリンジポンプは±3%です。より正確さが必要で微量の変化でも患者への影響が大きい薬剤では、シリンジポンプを使用します。

つまり、輸液ポンプは脱水や電解質補正を目的とした薬剤を投与する場合に使用し、昇圧薬や降圧薬、鎮静薬やインスリンなどの持続投与の場合にはシリンジポンプを使用します。

輸液ポンプの種類

滴下制御式輸液ポンプ 図1 [1]

滴下制御式輸液ポンプは、輸液セットにある滴下筒を点滴プローブにより（滴下筒の内部にレーザー光を当てて）水滴が光を遮ることで滴下数を計測し、投与速度を調

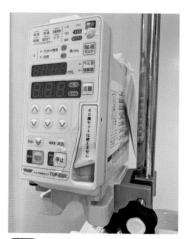

図1 滴下制御式輸液ポンプ

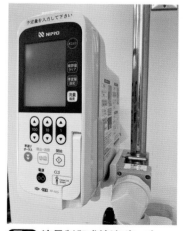

図2 流量制御式輸液ポンプ
流量制御式は濃度が高い薬剤などに使用する。

整します。

流量制御式輸液ポンプ 図2 [2]

　流量制御式輸液ポンプは、送液方法にフィンガー方式を採用しており、装着されたチューブを流量が一定になるようにしごくことで送液し、投与速度を制御しています。

輸液ポンプの接続と、輸液管理における注意点

輸液ポンプを患者へ接続する際の注意点

　「キホン手技の手順」でも示したように、輸液ポンプの種類によって接続準備の方法が異なります。そのため、まずは自部署で使用している輸液ポンプの種類を確認する必要があります。

　輸液ポンプだけではなく輸液セットにも種類があり、1mL＝20滴設定のものと、1mL＝60滴設定のものがあります。そのため、輸液ポンプに薬剤を準備し患者に接続する前には、輸液セットの滴数、流量、予定量の設定が正しく、警報ランプが点滅していないことを確認してから接続を開始します。

　施設によっては留置針に短い延長チューブ（エクステンションチューブ）を固定し、そこに輸液セットを接続する方法をとる場合もあります。直接接続する場合には、事前に延長チューブからの逆血を確認し、チューブ内の閉塞の有無を確認しておく必要があります。閉塞したチューブに直接接続してしまった場合、輸液ポンプによる圧で血管外漏出や疼痛などをきたす可能性があります。

輸液管理におけるポイント

　業務開始時、勤務時間中2〜4時間ごと、業務引継ぎ前に定期的に以下の観察を行います。

①投与速度、残量が指示量であるかどうかを観察する。

②輸液セットの異常の有無（チューブ内の混濁や異物の有無、接続部のゆるみ、三方活栓の開閉状態、輸液と輸液セット刺入部の液だれの有無）を観察する。

③刺入部の異常の有無（発赤、腫脹、漏れなど）を観察する。刺入部に透明のドレープなどを使用することで観察しやすくなる。

アラーム対応

　アラームの種類に応じて、原因の除去を行う必要があるため、対応方法に関しては熟知しておく必要があります。代表的なアラームの種類と、その対応を以下に示します。

閉塞アラーム

　輸液ポンプから刺入部まで輸液ラインをたどりながら閉塞起点の有無を観察します。

気泡アラーム

　クレンメを閉じてから輸液ポンプのドアを開け、気泡の有無を確認し、チューブを軽くたたいて気泡を滴下筒まで追いやります。

滴下異常

　比重の大きい輸液を使用していないか、また点滴プローブは正常な位置についているか、滴下筒は傾いていないか、輸液セットのチューブが変形していないか、使用している輸液セットと輸液ポンプの切り替え

表示が異なっていないかなどを確認します。

その他

基本的には持続点滴を行っている四肢で血圧測定を行うのは避けるべきです。血圧測定による一時的な投与量の減少や、刺入部への圧変化により血管外漏出をきたす危険もあります。例えば、カテコラミン投与の場合は、血圧測定の圧迫による投与量の一時的な減少、圧迫解除による一時的な増量によりバイタルサインの変動を招く恐れがあります。

また輸液管理においては、薬剤の投与を行っていることから、輸液ポンプや刺入部の観察が中心になりますが、忘れてはいけないのは患者の主訴や自覚症状の評価です。薬剤による副作用やアレルギー症状などが出現している可能性もあり、薬剤投与を行っている患者の全身状態の変化に対しては、一層の注意を払う必要があります。

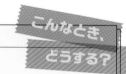

こんなとき、どうする？

臨床例 血管外漏出を発見した場合

輸液ポンプを使用した末梢静脈路からの輸液療法は、簡易的に体液管理や栄養・電解質の供給を行うことを目的に用いられています。輸液剤の血管外漏出が起こると患者に影響を与える場合があるため、発見したら以下のように対応します。

等張液、リンゲル液

発赤や疼痛、腫脹が軽度の場合は点滴抜去後に医師へ報告し、経過観察となります。しかし、腫脹や熱感が強いときは腫脹部位の変化を観察する目的でマーキングを行い、医師に報告後、状態に応じて皮膚科医への紹介が必要となる場合もあります。

高浸透圧薬、血管収縮薬、強アルカリ製剤

漏出の徴候を認めた場合は直ちに投与を中止します。留置針を抜去する際は、チューブ内や針に残存する薬剤を除去する目的で3〜5mLの血液を吸引し抜去することが大切です。さらに、必要に応じて冷罨法を行います。継続的に観察を行い、毎日記録していく必要があります。

抗がん剤

抗がん剤による血管外漏出の場合、皮膚壊死や潰瘍を形成する可能性があります。抗がん剤の種類により対応・観察方法は異なるため、投与する薬剤の種類に応じてどのような症状が出現しやすいのか理解しておくことが大切です **図3**。

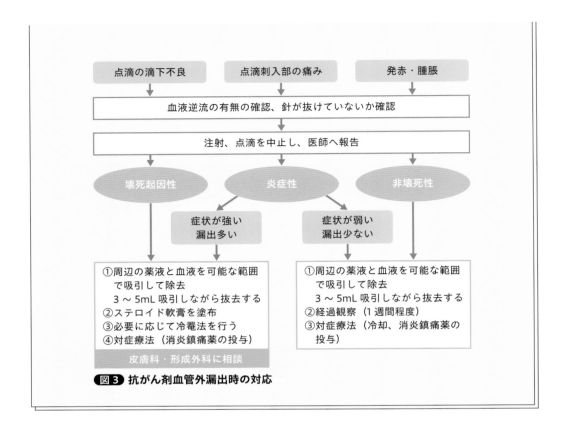

図3 抗がん剤血管外漏出時の対応

（宮田佳之）

13 輸血

①色調、②溶血、③凝固、④バッグ破損、⑤スワーリング

・輸血を受け取った際に、複数のスタッフで上記①〜⑤の確認を行う。
・確認漏れを防ぐために、携帯端末（PDA）などの電子機器を併用して機械的照合を行うことが望ましい。

①患者氏名、②血液型、Rh抗体の有無、③血液製剤の種類、④放射線照射の有無、⑤有効期限

・医療者2人で指示書の内容を確認するとともに、上記①〜⑤の確認を行う。
・赤血球製剤および血小板製剤は、それぞれ専用の輸血セットを用いて輸血を行う。

しくじり 47

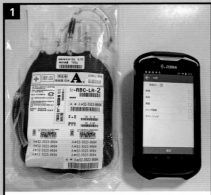

しくじり 48

輸血セットは平らな場所で接続する。

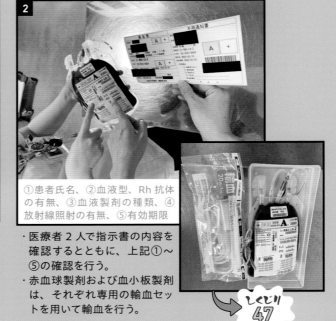

ろ過筒

滴下筒

フィルターの中央あたりまで血液を満たし、滴下が確認できる程度とする。

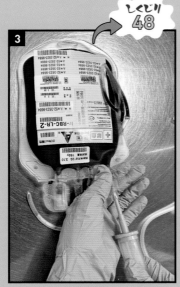

製剤種バーコード

ロット番号

製剤名：照射赤血球液-LR/2単位
血液型：A型（+）
指示医：
輸血量：

開始日時　2022/3/22 14:02

クリア　　実施

機械的照合を行い、患者に接続する。

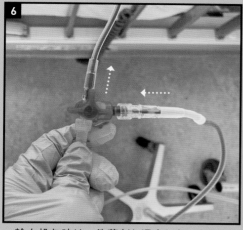

・輸血投与時は、他薬剤と混合しないように生理食塩液などで満たす。
・輸血接続後は、患者側へ一方通行となるように三方活栓の向きを変える。

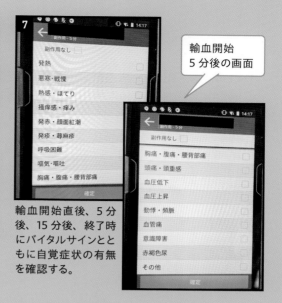

輸血開始
5分後の画面

輸血開始直後、5分後、15分後、終了時にバイタルサインとともに自覚症状の有無を確認する。

新人が間違いやすい！ しくじり 事例

異なる輸血セットを準備してしまった

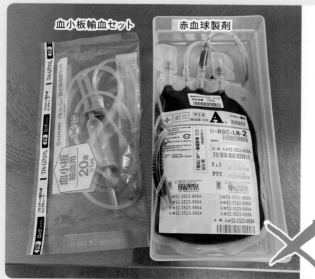

血小板輸血セット　　　赤血球製剤

　血液製剤によって接続する輸血セットは決まっており、赤血球には赤血球輸血セット、血小板濃厚液には血小板輸血セットを使用します。セット内のフィルターの有無が異なるため、準備・接続する際には注意します。
　新鮮凍結血漿にはいずれのセットを使用してもよいです。

血液製剤と輸血セットを接続する際に、点滴台から吊り下げた状態で接続した

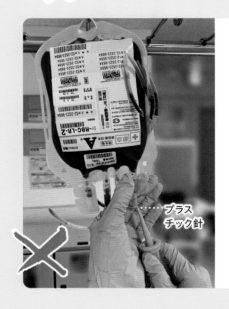

…… プラス
チック針

血液製剤の接続部はゴム製ではなく、プラスチック蓋を外してその中にある弁を開通させるようになっています。そのため、血液製剤を吊り下げた状態で輸血セットを接続すると、輸血セットのプラスチック針を差し込んだ際に輸血バッグの弁が開き、横から血液成分が漏出する危険があります。血液製剤と輸血セットを接続する際には、処置台などに水平に置いた状態で接続する必要があります。

輸血セットに血液を満たした後に、輸液ポンプにセットしてしまった

輸液ポンプは輸血セットと適合しないため、輸液ポンプを使用した投与はできません。必ず輸血セットの外装に記載してある滴下数に合わせて、自然滴下で投与する必要があります。

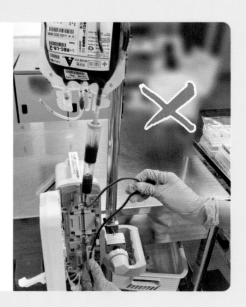

エキスパートが指南！ 安全に行うための極意

輸血は救急領域に限らず、周術期や慢性疾患に対しても実施されていますが、血液成分を体内に入れることから、広義の臓器移植療法の一つといえます。また実施には一定のリスクを伴うことから、輸血療法の適応から患者投与までの手順に関しても熟知しておく必要があります。

輸血の目的

輸血療法の目的は、血液中の赤血球などの細胞成分や、凝固因子などの蛋白質成分が量的に減少（または機能的に低下）したときに、その成分を補充することで臨床症状の改善を図ることにあります。輸血療法には一定のリスクが伴うことから、リスクを上回る効果が期待されるかどうかを十分に検討し、適応を決める必要があります。そして輸血療法に関わる項目 **表1** [1] を、患者または家族に十分に説明し同意を得た上で、同意書として残しておく必要があります。

血液製剤の種類と適応 **図1**

ここからは血液製剤の種類と適応について、厚生労働省が策定した「血液製剤の使用指針」[2] を基に述べます。

赤血球（RBC）・全血

急性または慢性の出血に対する治療や、貧血の急速な補正を必要とする病態を対象とします。組織や臓器へ十分な酸素を供給することを目的としており、循環血液量減少に対する血液量の維持、増加を期待することができます。適応としては **表2** が挙げられます。

表1 輸血療法に関わる項目（文献1より作成）

①輸血療法の必要性
②使用する血液製剤の種類と使用量
③輸血に伴うリスク
④医薬品副作用被害救済制度・生物由来製品感染等被害救済制度と給付の条件
⑤自己血輸血の選択肢
⑥感染症検査と検体保管
⑦投与記録の保管と遡及調査等の使用
⑧その他、輸血療法の注意点

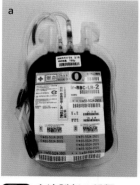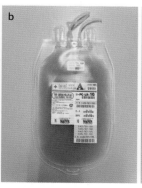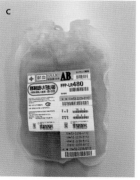

図1 血液製剤の種類
a．照射赤血球液 -LR「日赤」、b．照射濃厚血小板 -LR「日赤」、c．新鮮凍結血漿 -LR「日赤」

表2 赤血球・全血の適応（文献 2 より作成）

1. 慢性貧血に対する適応	通常、Hb 6〜7g/dL がトリガー値[*1]とされる。 造血器腫瘍や固形腫瘍に対する化学療法や造血幹細胞移植治療などによる貧血では、通常トリガー値を Hb 7〜8g/dL とすることが推奨されている。
2. 急性出血に対する適応	急性出血では、貧血とともに循環血液量の減少が起こる。短時間での循環血液量減少の場合には Hb 値が低下を認めない可能性もあり、注意が必要。 Hb 値だけを目安にはせず、循環動態や合併症、全身状態などを包括的に評価した上で、輸血の適応を判断する。 一般的に Hb 6g/dL 以下では、輸血はほぼ必須とされている。特に急性上部消化管出血では、トリガー値を Hb 7g/dL とすることが強く推奨される。
3. 周術期の輸血	通常、Hb 7〜8g/dL 程度あれば十分な酸素供給が可能。 冠動脈疾患などの心疾患あるいは肺機能障害や脳機能障害のある患者では、Hb 10g/dL 程度に維持することが推奨される。
4. 敗血症患者の貧血	トリガー値を Hb 7g/dL とすることが推奨される。

＊1　トリガー値：輸血を行う一つの目安となる基準値。検査値がトリガー値未満に低下した際に輸血実施の判断となる。

表3 赤血球液（RCC-LR-2）投与時の予測上昇 Hb 値（g/dL）

RBC-LR-2 投与本数	体重（kg）			
	50	60	70	80
1	1.5	1.3	1.1	0.9
2	3.0	2.5	2.2	1.9
3	4.5	3.8	3.2	2.8

＊ RCC-LR-2 の Hb 量＝ 53g/1 本で計算

投与による予測上昇 Hb 値（g/dL）は以下の計算方法により算出することができます。

●予測上昇 Hb 値（g/dL）

＝投与 Hb 量（g）／循環血液量（dL）[※]

[※]循環血液量（dL）＝体重（kg）× 70（mL）×10^{-2}

体重 60kg（循環血液量 42dL）の患者に赤血球輸血 2 単位（Hb 量 26.5g×2 ＝ 53g）を投与した場合には、予測上昇 Hb 値は約 1.3（g/dL）となります。予測上昇値に満たない場合には、出血の持続や後述する副作用（溶血）の出現を疑い、全身状態を含めた検査や症状の観察が必要です。

表4 凝固因子補充のトリガー値（文献 2 より作成）

① PT	INR 2.0 以上、または30%以下
② APTT	各医療機関における基準の上限 2 倍以上、または25%以下
③ フィブリノゲン値	150mg/dL 以下、またはこれ以下に進展する危険性がある場合

一般的には RCC-LR-2 単位 /1 パックとして使用することが多いです。2 単位を基準に作成した早見表を **表3** に示します。また、日本赤十字社のホームページ[3]では予測上昇 Hb 値の自動計算表が掲載されており、患者投与時のアセスメントに活用することができます。

新鮮凍結血漿（FFP）

凝固因子を補充することによる止血の促進を目的に投与します。凝固因子の補充に関するトリガー値を押さえておきましょう **表4**。

血小板濃厚液（PC）

血小板数の減少、またはその機能異常によって、重篤な出血やそれが予測される病

態に対し、血小板の補充によって止血、または防止することを目的としています。

血小板が1〜2万/μLでは、時に重篤な出血をみることがあり、血小板輸血が必要となる場合があります。特に血小板数が1万/μL未満では重篤な出血をみることがあるため、血小板輸血が必要となります。

輸血の準備から投与までの注意点

安全かつ効果的に輸血を実施するために、以下の各項目に関して注意が必要です。輸血を取り扱う際には各施設における輸血マニュアルも参照し、準備から投与における実施基準を遵守することが重要です。

輸血の準備から投与までの注意点を **表5** に示します。

輸血の投与開始

投与開始後の副作用は輸血開始後15分以内に出現することが多いです。そのため開始直後から5分経過するまでは患者に付

表5 輸血の準備から投与までの注意点

①血液製剤の補液混合	・血液製剤投与時：それぞれ単独で投与することが推奨される。特にほかの薬剤との同時投与による配合変化を避ける。 ・血液製剤投与用の点滴準備時：生理食塩液を用いて準備し、ほかの薬剤を混入させない。
②血液製剤の保存	・各血液製剤はそれぞれ適した保存条件が決まっている。 ・赤血球・全血、新鮮凍結血漿：赤血球・全血は2〜6℃で、新鮮凍結血漿は−20℃以下で、温度記録計と警報装置が付いた輸血用血液専用の保冷庫で保存する。 ・血小板濃厚液：院内の輸血部門から払い出された場合には速やかに投与する。保存する場合は、室温（20〜24℃）で水平振盪しながら保存する。
③血液製剤の取り扱い方法	・血液製剤は使用時も含め、過剰な加温や冷却を行わない。 ・特に新鮮凍結血漿は、使用前に解凍する必要があるが、40℃以上の過剰加温で蛋白変性を生じる可能性がある。30〜37℃の温度の温水浴で、ビニール袋に包んだままバッグが温かくなるまで解凍し、解凍後はすぐに使用する。
④血液製剤の外観検査	・輸血の実施までに、外観検査として以下の確認を行う。 　①色調、②溶血、③凝固、④バッグ破損、⑤スワーリング[1]
⑤一回一患者	・輸血の準備および実施：原則として一回に一患者ごとに行う。 ・複数の患者への輸血用血液製剤を一度にまとめて準備することは取り扱いによる事故の原因となりやすいので避ける。
⑥チェック項目	・輸血用血液製剤の受け渡し時、輸血準備時、輸血実施時：それぞれ患者氏名、血液型、血液製造番号、有効期限、放射線照射の有無などについて、交差試験適合票の記載事項と輸血用血液製剤本体、添付伝票を照合し、該当患者に適合しているものであることを、必ず複数の医療者で確認する。 ・各種確認、照合を確実にするために、携帯端末（PDA）などの電子機器を用いて機械的照合を行う。確認漏れをいっそう防ぐことができる。
⑦輸液セットの選択	・赤血球・血小板濃厚液：それぞれ専用の輸血セットを用いて輸血を行う。 ・新鮮凍結血漿：いずれの輸血セットを用いてもよい。 ・腎不全患者への輸血や大量輸血を行う場合：カリウム除去フィルター付きの輸血セットを準備する（右図）。

*1　スワーリング：血小板濃厚液を光にかざしながらゆっくり撹拌した際に、品質に問題ない場合には渦巻き状のパターンがみられる現象のこと。

き添い、副作用出現の有無を評価します。また、輸血開始後15分経過した時点で再度患者の状態観察を行います。

> ## 輸血投与後の観察ポイント
>
> 輸血終了時には、再度副作用の有無を確認し、携帯端末や電子カルテ端末で入力を行います。また、その内容については診療録にも記録します。

輸血療法における副作用

❢ 溶血性輸血副作用

即時型

輸血開始後数分から数時間以内に発症する即時型の重篤な副作用としては、型不適合による血管内溶血があります。その際には悪寒や点滴確保部位およびその血管に沿った疼痛、血圧低下、頻脈、呼吸困難などの症状が生じます。このような症状を認めた場合には、直ちに輸血の投与を中止し、輸血セット自体を交換して生理食塩液または細胞外液（乳酸・酢酸リンゲル液）に切り替えて投与します。

遅発型

遅発型の副作用として輸血後24時間以降、数日経過してからHb低下やビリルビン値の上昇などの溶血に伴う症状や所見を認める場合があります。その際には、全身状態の観察を継続しながら対症療法を行います。

❢ 非溶血性輸血副作用

即時型

アナフィラキシー反応として蕁麻疹や血管浮腫などの症状から、呼吸困難や喘鳴、血圧低下などの重篤な症状などが出現する可能性があります。また輸血関連急性肺障害（TRALI）は輸血中もしくは輸血後6時間以内（多くは1〜2時間以内）に起こる非心原性の肺水腫を伴う呼吸困難を呈する場合があります。いずれの症状出現時にも呼吸・循環動態の評価および安定化を図りながら、輸血の投与を中止し、輸血セット自体を交換する必要があります。特にアナフィラキシー反応に対しては、必要に応じてエピネフリンや副腎皮質ステロイド薬の投与を検討します。

遅発型

輸血後数日から数カ月後に発症してくる移植片対宿主病（GVHD）があり、発熱、紅斑、下痢、肝機能障害および汎血球現象症を伴います。

大量輸血プロトコル（MTP）

大量出血を伴う重症患者では、血管破綻部位から組織因子が血中へ放出されます。それに伴って凝固因子の消費や血管内皮障害、虚血再灌流障害、炎症などによる凝固異常、線溶亢進が起こることで止血困難となりやすいです。対応として、これまで循環動態改善のために赤血球輸血や大量輸液の投与が行われてきましたが、それらにより希釈性凝固障害が引き起こされる場合があります。また出血性ショックから低体温やアシドーシスも合併することで、凝固障害をさらに助長し、患者の生命予後を悪化させることにつながります。

そこで近年では、早期から新鮮凍結血漿、血小板濃厚液も含めて投与する大量輸血プロトコル（massive transfusion protocol；MTP）が有効とされています。また、フィブリノゲン製剤（フィブリノゲン濃縮製剤もしくはクリオプレシピテー

表6 異型輸血の優先順位

患者の血液型	輸血する血液製剤		
	赤血球	血小板濃厚液	新鮮凍結血漿
A	A > O	A > AB > B	A > AB > B
B	B > O	B > AB > A	B > AB > A
AB	AB > A = B > O	AB > A = B	AB > A = B
O	Oのみ	全型適応	全型適応

ト）など新鮮凍結血漿から抽出した凝固因子の投与を策定する施設も増加しています[4, 5]。具体的には「新鮮凍結血漿：血小板濃厚液：赤血球」の投与割合を、「1：1：1」として輸血を行うことを提唱しています。それにより凝固障害が予防され、早期に補正されることで、総輸液量を少なく抑えることができ、血管上皮細胞の透過性が亢進しないとしています。また、6時間以内に輸血された血液製剤の割合が「新鮮凍結血漿：赤血球」、および「血小板濃厚液：赤血球」を「1：2」とすることで、患者の死亡率が低下することが示され、早期の血小板濃厚液や新鮮凍結血漿の輸血が有用であることを報告しています。これら緊急的に輸血を行う場合には、血液型が確定していないことも多く、その場合には赤血球はO型製剤を使用し、血小板濃厚液・新鮮凍結血漿はAB型製剤を使用します。異型輸血の優先順位 **表6** とともに、より迅速に輸血を投与できるように連絡・調整を行っていく必要があります。

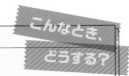
こんなとき、どうする？

臨床例　患者が輸血を拒否する場合

　外傷や手術による出血、あるいは血液疾患などに対して輸血を行う場合がありますが、まれに輸血を拒否する患者に遭遇することがあります。その際はどのような対応が必要となるのか、「宗教的輸血拒否に関するガイドライン」[6] に基づいて解説します。

絶対的無輸血と相対的無輸血

　絶対的無輸血とは、患者の意思を尊重し、いかなる事態になっても輸血を行わない考え方です。一方で相対的無輸血は、可能な限り無輸血治療に向けて努力をするが、「輸血以外に救命手段がない」場合には輸血を行う考え方です。自施設が医療側として、どちらの立場をとっているのか確認しておくとよいでしょう。

患者の年齢による対応の違い

　本ガイドラインでは患者の年齢を①18歳以上、②15歳未満、③15歳以上18歳未満の3つに分類しています[5]。

　18歳以上の患者については、宗教上の輸血拒否を患者の自己決定権として尊重します。輸血拒否免責証（自筆で署名入り）を携帯している場合は無輸血を貫く必要があります。しかし、意思の確認ができない場合には輸血治療を原則行います。

　15歳未満では、親権者による治療の妨げがあった場合は子供に対するネグレクト（養育放棄）行為とみなし、児童相談所を通じて家庭裁判所に親権の一時停止手続きを進めることができます。同時に代諾者（弁護士や専門医師）を選定して最善の治療選択が可能です。

　15歳以上18歳未満の場合には、本人もしくは親権者のうちのどちらかの許諾があれば輸血を含めた治療を行います。患者本人と両親権者がともに拒否する場合は無輸血治療を行うか、無輸血治療が可能な病院に転院を勧めます。

引用・参考文献
1)　厚生労働省医薬・生活衛生局血液対策課.「輸血療法の実施に関する指針」平成17年9月（令和2年3月一部改正）. https://www.mhlw.go.jp/stf/newpage_10704.html (accessed 2022-03-30)
2)　厚生労働省医薬・生活衛生局.「血液製剤の使用指針」平成31年3月. https://www.mhlw.go.jp/stf/newpage_04183.html (accessed 2022-03-30)
3)　日本赤十字社医薬品情報. 各製剤の紹介（自動計算・投与早見表）. https://www.jrc.or.jp/mr/blood_product/about/red_blood_cell/
4)　Holcomb, JB. et al. Transfusion of plasma,platelets,and red blood cells in a 1:1:1 vs a 1:1:2ratio and mortality in patients with severe trauma: the PROPPR randomized clinical trial. JAMA. 313 (5), 2015, 471-82.
5)　Holcomb, JB. et al. The prospenctive,observational,multicenter,major trauma transfusion study: comparative effectiveness of a time-varying treatment with competing risks. JAMA Surg. 148 (2), 2013, 127-36.
6)　宗教的輸血拒否に関する合同委員会報告. 宗教的輸血拒否に関するガイドライン. 2008. http://yuketsu.jstmct.or.jp/wp-content/themes/jstmct/images/medical/file/guidelines/Ref13-2.pdf

（宮田佳之）

14 腰椎穿刺（ルンバール）

 キホン手技　ビジュアル解説

腰椎穿刺時の患者の体位

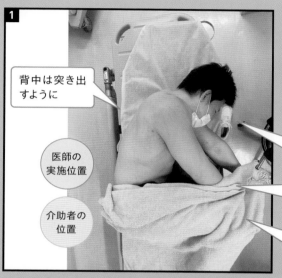

1

背中は突き出すように

医師の実施位置

介助者の位置

顔は臍を見るイメージで

手は膝を抱えるように

膝は屈曲して体育座り

・腰椎穿刺は、診断のための髄液検査や圧測定、髄液内の薬剤投与の目的で行う。
・介助者は、医師の手の届きやすい位置で穿刺針などを準備する。
・患者には、背中を突き出すように丸まってもらう。

穿刺部位

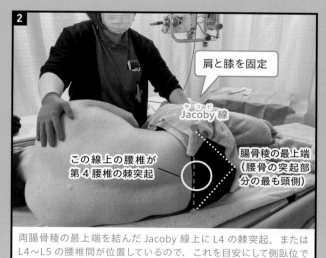

2

肩と膝を固定

Jacoby線

この線上の腰椎が第4腰椎の棘突起

腸骨稜の最上端（腰骨の突起部分の最も頭側）

両腸骨稜の最上端を結んだJacoby線上にL4の棘突起、またはL4〜L5の腰椎間が位置しているので、これを目安にして側臥位でL4〜L5の腰椎間を穿刺する。

・患者が動かないよう、肩と膝をしっかり固定する。
・針は21〜24Gの太さを選択する。
・髄液採取の際は、頭蓋内圧亢進や穿刺部位の感染、出血などの合併症に注意する。
・穿刺時の体位（側臥位）によって、呼吸や循環動態が悪化する可能性などもあるので注意する。

新人が間違いやすい！ しくじり 事例

しくじり ×50　頭蓋内圧の測定時、初圧と終圧を記録していなかった

前述した通り、腰椎穿刺は頭蓋内圧測定を目的に実施することがあります。穿刺をして圧測定用のマノメーターを接続したときに、最初に認められる圧（初圧）が頭蓋内圧となります。現時点の頭蓋内圧がどの程度なのかを知るためには、初圧を測定しないといけません。また、髄液採取などで髄液を採取すれば当然、体外へ髄液が出されるので体内の髄液は減ります。髄液の減少は頭蓋内圧の低下にもつながりますので、低髄液圧症候群の危険もあります。よって髄液採取では、髄液を採取した後の頭蓋内圧（終圧）もしっかり把握しておくようにしましょう。

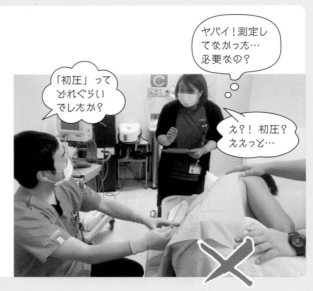

「初圧」ってどれぐらいでしたか？

ヤバイ！測定してなかった…必要なの？

え？！ 初圧？ええっと…

しくじり ×51　採取したときに髄液量を確認していなかった

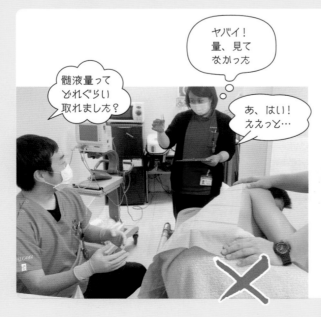

ヤバイ！量、見てなかった

髄液量ってどれぐらい取れました？

あ、はい！ええっと…

脳脊髄液の総生産量は1日あたり500mL程度で、吸収量も同程度となります。脳室やくも膜下腔を循環している脳脊髄液は約150mLなので、1日3回程度入れ替わることになります。

また、1日（24時間）あたり500mLの生産量ですから、1時間あたり20mL程度生産されていることになります。もし髄液検査で20mLの髄液を採取したのであれば、1時間に循環する量は通常より少ない状態が起こり、低髄液圧症候群が起こる可能性があります。

採取量がどのくらいで回復するのかを予想するためには、採取量の把握は重要となります。

しくじり ×52 腰椎穿刺終了5分後、患者に「起こしてほしい」と言われてすぐに頭位を挙上した

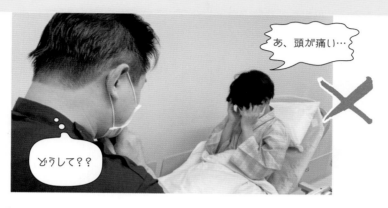

あ、頭が痛い…

どうして？？

　髄液採取の後は、たとえ採取量が少量であったとしても、実施前より循環している脳脊髄液の総量は減っています。量が減っているので髄液の圧も低下している可能性があります。すぐに頭を上げる（頭部を挙上する）と、頭蓋内圧の低下に伴って脳が下方に偏位し、硬膜が引っ張られ頭痛（牽引性頭痛）が生じます。必ずすべての症例で起こるわけではありませんが、髄液採取後は通常より頭蓋内圧が低下していることを考慮し、2時間程度の仰臥位での安静が必要です。

しくじり ×53 腰椎穿刺後、患者が仰臥位に戻った直後に足のしびれを訴えたが、様子観察していた

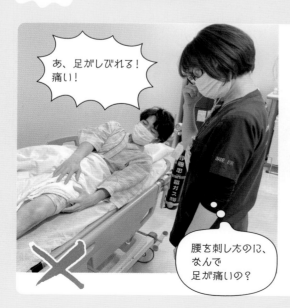

あ、足がしびれる！痛い！

腰を刺したのに、なんで足が痛いの？

　脳から伸びてきた脊髄は第1腰椎（L1）～第2腰椎（L2）のあたりで終わっており、以降は神経線維の束のみが走行しています。これは馬の尻尾に似ていることから、馬尾や馬尾神経と呼ばれています。

　腰椎穿刺はこれを避けて第4腰椎（L4）～第5腰椎（L5）で行われます。それはこのあたりは脊髄神経がなく、馬尾神経のみが走行しているため脊髄を損傷するリスクが低いためです。しかし十分に確認したとしても、穿刺時に穿刺部位の位置間違いや出血などの合併症で血腫を形成して脊髄を圧迫している可能性はあるため、患者が足のしびれを訴える場合は何かしらの神経障害が疑われます。医師への報告後、早急な対応が必要です。

　腰椎穿刺の目的は髄液を採取することですが、その過程で重要なポイント（髄液の初圧・終圧測定、出血や神経障害などの合併症）が多くあります。その一つ一つをしっかり理解して介助につくことが重要です。また、患者によっては意識障害などでコミュニケーションが十分にとれない人もいますので、検査実施後の観察では起こりうる合併症をアセスメントして観察することも大切です。

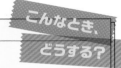

臨床例 **意識障害がある患者**

腰椎穿刺の禁忌を知る！

　腰椎穿刺は髄液の異常や髄液圧を測定するために実施します。しかし、腰椎穿刺により患者の状態が悪化することがあり、特に脳出血などで頭蓋内圧亢進症状がみられる場合は絶対に禁忌となります。髄液を採取した場合は少なからず髄液圧は低下します。頭蓋内圧が高い場合、腰椎穿刺をして脊椎の圧が下がれば、頭の中の圧も低くなり脊髄の方に引っ張られるようになります。そのため、小脳扁桃ヘルニアを起こして延髄が圧迫され、呼吸障害が出現します **図1** 。

　腰椎穿刺を行うときは必ず頭蓋内圧亢進症状がないことを確認しましょう。そのためには脳出血などがないかどうか頭部 CT 検査が必要になります。

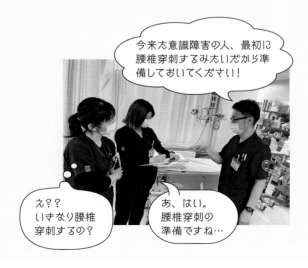

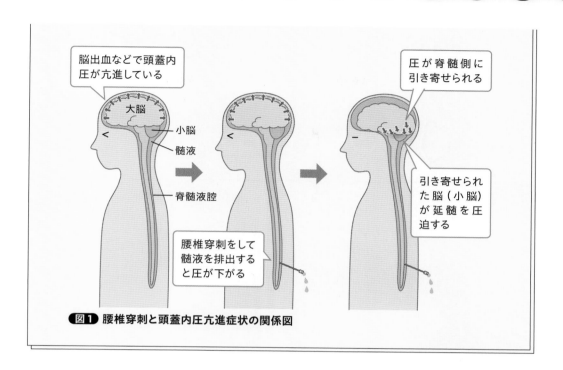

図1 腰椎穿刺と頭蓋内圧亢進症状の関係図

引用・参考文献
1）医療情報科学研究所編. 病気がみえる vol.7 脳・神経. 第 2 版, 東京, メディックメディア, 2017, 566p.
2）落合武徳監修. ビジュアル基本手技シリーズ 9 確実に身につく！縫合・局所麻酔：創に応じた適切な縫合法の選択と手技のコツ. 東京, 羊土社, 2009, 141p.
3）橋爪誠ほか編, こうすればできる 研修医基本手技. 第 2 版, 東京, 三輪書店, 2006, 134p.

（後小路 隆）

15 胸腔ドレナージ（介助）

キホン手技　ビジュアル解説

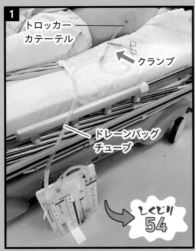

・挿入直後にドレーンバッグチューブと
　トロッカーカテーテルを接続する。
・その後、ドレーン鉗子（クランプ）
　を外し、ドレナージ（水封管理）を
　開始する。

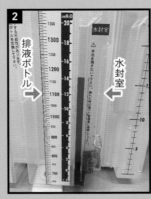

挿入直後は、ドレーンバッグ
の水封室（ウォーターシール）
と排液ボトル内の観察を行う。

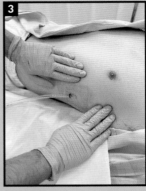

挿入部の固定では、挿入部周
囲の観察を行う。

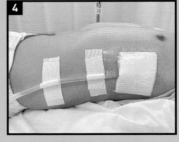

体動に伴いテープが外れ
やすいため、広範囲を
固定する。

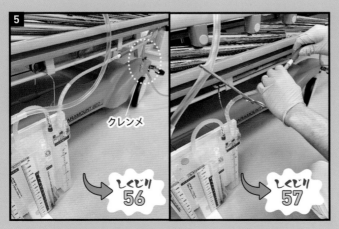

・水封管理でのドレナージが不十分
　な場合は、低圧持続吸引を行う。
　低圧管理では吸引チューブ専用の
　クレンメを用いる。
・カテーテルの位置は、胸部 X 線
　または CT 撮影で確認する。

新人が間違いやすい！ しくじり 事例

しくじり ×54

胸水などの検体採取後、急いで検査してもらうために
エアシューターで送ってしまった

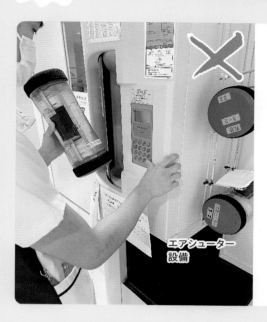

エアシューター
設備

　採取した胸水などの体腔液は、採取直後からpH値の異常とともに細胞変化や細胞崩壊、フィブリン析出が起こりやすくなっています。エアシューター（気送子）で検体を搬送する場合、搬送時の振動により、遠心分離と類似した現象が生じ、検査室到着時には正確な検査ができない場合もあります。検体採取後は、手持ちでの迅速な搬送が必要です。

しくじり ×55

カテーテル挿入後、皮下気腫があったが異常だとわからなかった

　皮下気腫は、カテーテル挿入部とその周囲の隙間から外気が流入し発生する、処置に伴う症状です。挿入直後は、皮下気腫の有無を触診で確認し、<u>握雪感（雪を握ったときに"ギュッギュッ"となるような感覚）</u>がないことを確認します。握雪感がある場合は、その部位をマーキングし、経時的に拡大がないかを確認する必要があります。急速に皮下気腫が拡大する場合は、鎖骨周辺までの広範囲の皮下気腫を認め、呼吸困難や頻呼吸、SpO$_2$値の不変または低下などが生じ、ドレナージ不良に陥っている可能性があります。

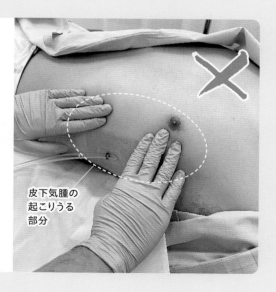

皮下気腫の
起こりうる
部分

エアリークがあったが異常と判断しなかった

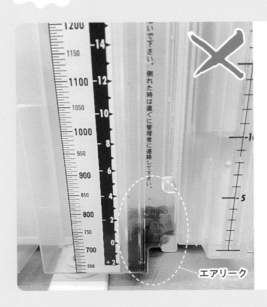

エアリーク

エアリーク（気泡）は、胸腔内から空気が排出されている状態を指します。チューブ接続時のエアリークは問題ありませんが、持続的で吸気・呼気関係なく見られる気泡の場合は、肺嚢胞（ブラ）による損傷が大きい可能性があります。チューブ間の接続が緩いときにも発生するため、エアリーク発生時および増加時には、必ず回路接続の確認を行いましょう。

CT検査のための移動の際、持続吸引を取り外したのでドレーン鉗子でクランプした

ドレーンバッグの主機能の一つに、水封管理があります。水封部に蒸留水が入っている時点で、胸腔内と同じ環境を人工的に作り出し、陰圧管理が行えるようになっています。低圧持続吸引では、持続的なエアリークの出現や排液ドレナージ不良などがある場合に実施します。例えば、右の写真のように、吸引器との接続を外しても、陰圧管理自体は継続されます。したがって、空気の逆流やドレナージ不良、肺の再膨張阻害などが短時間で発症または悪化する可能性はほとんどありません。しかし、エアリークの出現が持続していた場合のクランプは最も危険です。空気を体外へ排出するための機能が失われてしまい、胸腔内に空気が急速に貯留した結果、緊張性気胸を発症する可能性があります。

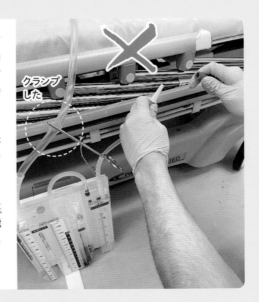

クランプした

胸腔ドレナージには、気胸に対する脱気と胸水や血胸に対する排液の役割があり、胸腔内圧を適切に維持することが最大の目的です。

フィジカルアセスメントで気胸・胸水・血胸を看る！

視診

自然気胸の場合、主訴は胸痛、呼吸困難感が多くみられます[1]。基礎疾患のある肺病変（続発性自然気胸）では呼吸困難が強く、低酸素血症を伴うことがあります。胸水や血胸の場合も含まれますが、胸郭運動の左右差や胸郭の膨隆、胸腔内圧上昇に伴って頸静脈怒張やチアノーゼなども認められます。

触診

観察時は、仰臥位または半坐位にします。緊張性気胸の場合、肋間の開大や胸郭膨隆が生じ、頸部・鎖骨下に皮下気腫を伴う場合があります。このとき、ショックの5徴候や頻脈、低血圧の有無なども同時に観察することが重要です。

聴診

患側部位の聴診と左右差の確認をすることで、呼吸音の低下または消失を観察します。このときの聴診では、迅速さが求められるため、4点聴診（上葉、下葉の両肺野）で行います。

打診

聴診部位と同じ場所を打診します。気胸の場合は前胸部で鼓音、胸水または血胸の場合は背面部または側胸部などの下肺野で濁音がします。

ドレナージ後の合併症はこう看る！

血胸

トロッカー（内筒）を用いたカテーテル挿入は、血管損傷や臓器損傷のリスクだけでなく、再膨張性肺水腫の発生と関連しているとの報告があり、現在、トロッカーを用いたカテーテル挿入は推奨されていません[2]。血胸を併発している場合には、胸腔内が陰圧状態になっていることが影響し、自然止血が得られない場合があります。ドレナージ開始後、1,500mL以上の出血や200mL/h以上の出血が持続している場合には、開胸的止血術を考慮する必要があります。

再膨張性肺水腫

急激な吸引や急速に肺が再拡張することにより、肺血流の再灌流と血管透過性の亢進が起きた状態を再膨張性肺水腫といいます。突然の激しい咳嗽や呼吸困難、頻呼吸や頻脈などが生じます。特に、発症から72時間以上が経過した疑いのある気胸の場合は、細心の注意が必要です。

ドレナージ方法は2種類

胸腔ドレナージシステムには、排液ボトル、水封室、吸引圧制御ボトルの3連ボトルシステムが採用されているのが一般的です。

水封式持続吸引

水封式は、サイフォンの原理を利用し、吸引圧をかけることなくドレナージができ

ます。英国胸部疾患学会（British Thoracic Society；BTS）のガイドライン[3]などでは、挿入後は、再膨張性肺水腫を予防するため、最初に持続吸引は行わず、水封管理を推奨しています。

低圧持続吸引

低圧持続吸引では、ドレナージ開始後、48時間以降も肺の再拡張が得られず、エアリークの持続や排液ドレナージ不良などがある場合は、−10〜−20cmH$_2$Oの範囲で吸引を開始することが各種ガイドラインなどで推奨されています。この方法には、中央配管に接続できる吸引器を用いて行う場合と、充電式で移動しながら吸引が可能な電動式低圧持続吸引器（例：メラサキュームなど）というシステムを用いる場合があります。

こんなとき、どうする？

臨床例① **水封室の滅菌蒸留水を多く入れてしまった**

水封室へ滅菌蒸留水を入れるときはシリンジを用いることが基本です。規定量以上を注入してしまうと、胸腔内の陰圧を適正に管理できなくなる可能性があります。

水封室の下部には、水封止水位が調節できるゴム製のポートが必ず備え付けられています。多く注入した場合は、注射針付きのシリンジを用いてポートから吸引します**図1**。18G以上の太い注射針はポートの破損を引き起こしやすいため、20G以下の注射針を使用するようにします。

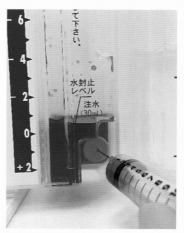

図1 注射針付きシリンジによる吸引

臨床例② **人工呼吸管理中、胸腔ドレーンが抜けかかっている**

　人工呼吸管理中は陽圧で管理されており、胸腔の外側に向かって圧力がかかっています。胸腔ドレーンが抜けかかっている場合は、その隙間から胸腔内の空気が流出し、皮下組織に気腫が起きやすくなります。完全に抜けてしまっている場合、胸腔内の空気が一気に外部へ流出してしまうため、急激な肺の虚脱が生じて低酸素状態に陥る可能性があります **図2**。この場合は、直ちに刺入部を厚手のガーゼやフィルム等で閉鎖・圧迫します。ただし、人工呼吸管理中は陽圧換気の影響で、刺入部閉鎖によって胸腔内圧が上昇します。これにより緊張性気胸が発生しやすい状態となるため、処置と同時に医師への報告は直ちに行う必要があります。

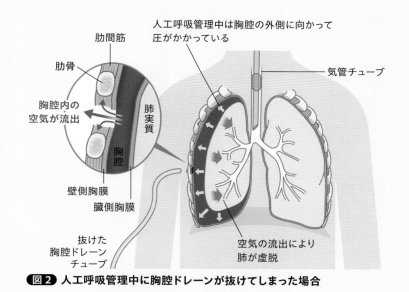

図2 人工呼吸管理中に胸腔ドレーンが抜けてしまった場合

引用・参考文献
1) 飛野和則．特集 失敗できない若手のための 呼吸器診療実践ガイド：各論 自然気胸．呼吸器ジャーナル．68 (4)，2020，582-94.
2) Hyde, J. et al. Reducing morbidity from chest drains. BMJ. 314 (7085), 1997, 914-5.
3) MacDuff, A. et al. Management of spontaneous pneumothorax：British Thoracic Society Pleural Disease Guideline 2010. Thorax 2010. 65 (Suppl2), 2010, ii18-31.
4) 石山雅大．臨床検査のピットフォール 体腔液検査：採血管に注意！．検査と技術．44 (13)，2016，1276-8.
5) 坂根潤一ほか．7章 病理・細胞診検査：体腔液検体は目的に合わせて保存しなくてはダメ！．Medical Technology．42 (13)，2014，1452-5.
6) 日本救急看護学会．改訂第4版 外傷初期看護ガイドライン JNTEC．東京，へるす出版，2018，225.
7) 津山頌章ほか．胸腔ドレナージ（治療）手技の実際と気胸の治療，合併症の対応，Hospitalist．8 (3)，2020，499-509.

（宇野翔吾）

16 超音波検査（介助）

キホン手技　ビジュアル解説 ▶動画

外傷診療時の FAST の準備

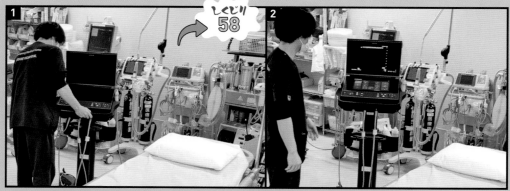

1 しくじり 58

超音波検査機器を患者から見て右手側にセットする。

2 電源を入れて、高さを調整する。画面が立ち上がっているのを確認する。

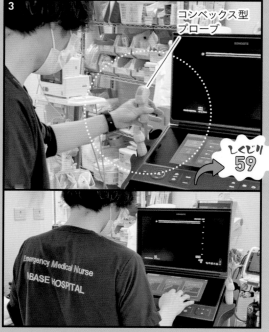

3 コンベックス型プローブ

しくじり 59

外傷診療の場合は、使用するプローブをコンベックスに切り替える。

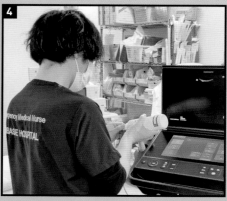

4 使用するプローブにエコーゼリーを均等に塗っておく。

新人が間違いやすい！ しくじり事例

しくじり ✕ 58 患者の左手側に機器を設置した

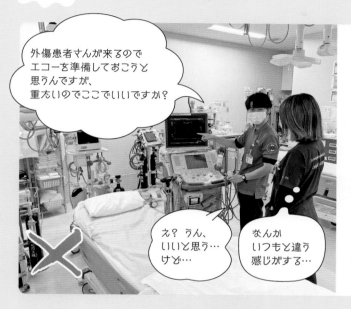

外傷患者さんが来るので
エコーを準備しておこうと
思うんですが、
重たいのでここでいいですか？

え？ うん、
いいと思う…
けど…

なんか
いつもと違う
感じがする…

超音波検査機器をストレッチャーなどに準備する際、基本的には<u>患者の右手側</u>に設置します。実施する検者の利き手にもよりますが、多くが右利きであるため、右側に設置する方が使用しやすいです。

また、画像の表示・記録方法には一定のルールがあり、放射線領域では検者は被検者の右側から眺めるように描出します。つまり、頭側は画面の左側になるように表示するため、超音波機器は患者から見て右側に設置するのが一般的です。

しくじり ✕ 59 検査の準備をする際、どのプローブをセットするのかわからなかった

超音波検査用のプローブは、婦人科などで使用するものも含めると複数の種類がありますが、主に救急外来で使用されるプローブは「<u>コンベックス</u>」「<u>セクタ</u>」「<u>リニア</u>」の３つです **図1**。それぞれの大まかな違いを知っておくと場面ごとに準備すべきプローブが判断でき、介助にも活きてきます。

リニアは、CVC 留置など体表から浅い部位（深度 6〜8cm）の臓器・組織を、セクタとコンベックスは FAST や心エコーなど深い部位（深度 15〜20cm）を見るのに適しています。セクタはプローブの接地面が非常に狭いため、心臓など肋間の操作に適しています。

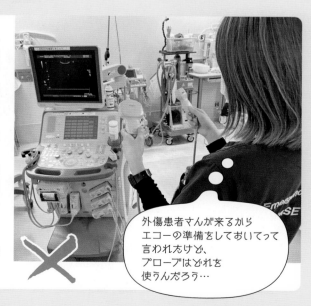

外傷患者さんが来るから
エコーの準備をしておいてって
言われたけど、
プローブはどれを
使うんだろう…

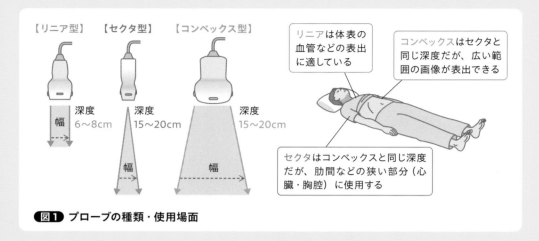

【リニア型】　【セクタ型】　【コンベックス型】

幅　深度 6〜8cm　　深度 15〜20cm　　深度 15〜20cm

幅　　　幅

リニアは体表の血管などの表出に適している

コンベックスはセクタと同じ深度だが、広い範囲の画像が表出できる

セクタはコンベックスと同じ深度だが、肋間などの狭い部分（心臓・胸腔）に使用する

図1 プローブの種類・使用場面

しくじり ×60　超音波画像の見かたがわからない

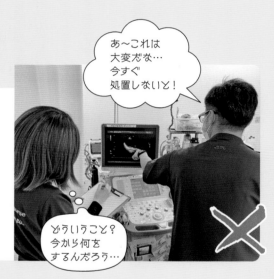

あ〜これは大変だな…今すぐ処置しないと！

どういうこと？今から何をするんだろう…

　超音波画像は、体内部から反射された電波を受け取って画像として描出されます。どの方向からどのように臓器が見えるのかを知るには、解剖を理解することが重要です。また、救急外来などでは医師・看護師間の情報共有が大事です。画像所見を理解できないときは医師に結果を聞くようにしましょう。患者の病態の理解が進み、その後に行われる治療を予測することにも役立ちます。

しくじり ×61　検査後、プローブを消毒しないまま次の患者に使用した

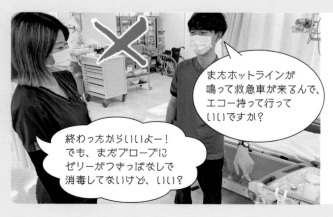

またホットラインが鳴って救急車が来るんで、エコー持って行っていいですか？

終わったからいいよー！でも、まだプローブにゼリーがつきっぱなしで消毒してないけど、いい？

　急性期医療において超音波は頻繁に使用する機器になります。Keys らの報告では、サンプルの61％が血液汚染検査で陽性、48％が微生物汚染検査で陽性との報告があります[1]。使用したプローブは必ず消毒するように心がけましょう。消毒方法は機種によって異なるため、自施設の機器の消毒方法を確認しておきましょう。

エキスパートが指南！ 安全に行うための極意

超音波の基本構造

超音波は「エコー（echo）」とも呼ばれ、「やまびこ・こだま」「反響」を意味します。体内に超音波を当てて反射されたものを画像として映し出すため、そのように呼ばれます。

超音波検査は、①見たい組織（患者）、②トランスデューサーによって体内部から反射された電波を受け取る（プローブ）、③電気信号を画像（ピクセル）に変換（超音波装置）の3つで構成され、画像として映し出されます。

超音波検査は1980年代より"聴診代わりに"広く行われるようになり、機器の性能も現在では格段に向上しています。非侵襲的なのでベッドサイドで繰り返し実施でき、その情報量は豊富です。また、リアルタイムで患者の状態が評価できるため、病態アセスメントの有用なツールとして救急外来の多くの場面で行われています。代表的なものに外傷診療時に行うFAST（Focused Assessment with Sonography for Trauma）などがあります。医師が実施しやすいように介助することは、診療をスムーズに進める上で必須の救急看護技術と言えます。超音波の基本的な知識と取り扱い方法を知っておくことが重要です。

今現在、臨床において看護師が日常的に超音波機器を扱う機会はそう多くはないと思います。また、救急の現場で超音波検査に関わる場面はあっても、自分自身で画像を読む機会がないため、積極的に自己学習する以外に習得する方法はないかもしれません。しかし、超音波検査は短い時間でリアルタイムに患者の状態を知ることができるツールですので、ぜひとも看護師が超音波機器を使う場面を増やしていってもらえたらと思います。まずは興味を持って使ってみることから始めるとよいでしょう。

こんなとき、どうする？

臨床例 プレホスピタルではプローブはどれを持っていくの？

プレホスピタルでは限られた資機材で活動するため、当然、エコーも持参します。前述したとおり、見たい場所によってプローブは使い分けなくてはいけません。腹部などの外傷で使うときはコンベックス、心臓などにはセクタを使います。この2つのプローブの違いは接地面の広さです（→ p.110）。セクタは狭い範囲に使用しますが、動かせばコンベックスの代用になるため、プレホスピタルの活動ではセクタを持っていきます。

【引用・参考文献】
1) Keys, M. et al. Efforts to Attenuate the Spread of Infection（EASI）: a prospective, observational multicentre survey of ultrasound equipment in Australian emergency departments and intensive care units. Crit Care Resusc. 17（1）, 2015, 43-6.
2) 瀬良 誠編著. 救急・プライマリケアで必要なポイントオブケア超音波. 東京, 日本医事新報社, 2018, 1-6.
3) 亀田 徹ほか編. 救急超音波テキスト—point of care としての実践的活用法. 東京, 中外医学社, 2018, 35-9.

（後小路 隆）

キホン手技　ビジュアル解説

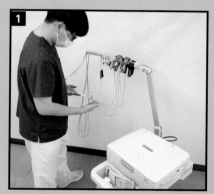

電源を入れる前に、アース線は断線していないか、電源コード・誘導コードの接続、記録紙の残量などをチェックする。

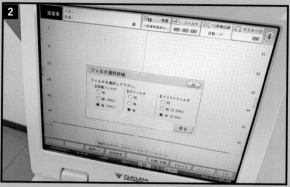

電源を入れ、操作パネルの設定を確認する。
・感度：1mV=10mm、記録速度：25mm/sec
・フィルタ：OFF（ノイズが多い場合、筋電図フィルタ・ハムフィルタ・ドリフトフィルタをそれぞれONにしてもよい）
・インスト：基線が揺れる場合はONにして基線を安定させる。

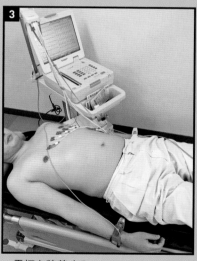

・電極を装着する。
・四肢誘導の電極は、上下肢それぞれ手首、足関節より数cm上の内側で安定して装着できる部位を探し、確実に装着する。
・コードの色・記号をよく確かめて、間違いのないように接続する。誘導コード先端の色は、どの機種もすべて同じに統一されている。

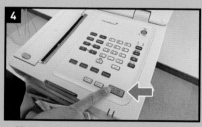

・機種によって「記録」「RUN」「START」などのスイッチを押す。
・マニュアルで記録を停止するには「停止」あるいは「STOP」スイッチを押す。

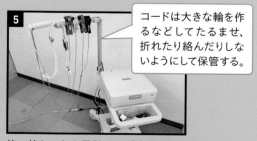

コードは大きな輪を作るなどしてたるませ、折れたり絡んだりしないようにして保管する。

使い終わった心電計は必ず充電した状態にしておく。いつでも使うことができる状態にして保管する。

しくじり ×62 　電極の貼り方が不十分で正しい波形が得られなかった

電極の装着が不良な状態では、基線が大きく動揺したり、波形が平坦になったりします。電極の外れがないかを確認し、また皮膚が汚れていないかも確認しましょう。皮膚と電極の接触抵抗を下げるために、電極接触部の皮膚を清拭し汚れは除去しておきます。汗や皮脂によって皮膚と電極の接触が不十分だと、ノイズが出やすくなります。アルコール綿を使用する場合は、アルコールのアレルギーの有無の確認が必須です。かぶれ

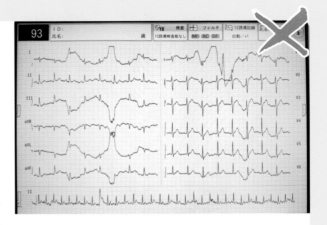

る可能性のある場合は非アルコールの消毒薬あるいは水を用いましょう。

電極は、呼吸や筋肉、体動の影響でノイズを感知しやすくなるため、できるだけそれらの影響を受けない箇所に貼ります。筋電図の混入が多い場合は NASA 誘導を確認します（→ p.116）。

しくじり ×63 　早く確認したかったので、記録紙の紙送りの速度を速くしてしまった

通常、記録紙の紙送りの速度は 25mm/ 秒となっています。紙送りの速度を速めると、横に間伸びしたような心電図となります。不整脈の種類を診断する際に、意図的に速度を速めることはありますが、通常は紙送りの速度は変えません。

また、記録感度は 1mV ＝ 10mm が基準設定となります。写真のとおり、感度設定は波形の最初または最後に山型の印で表示されており、1mV の場合は 10mm の高さの山型印が記録されます。

波高は電気エネルギーによって変化します。エネルギーが強い状況（高血圧、心筋症、弁膜症など）ではより大きく、エネルギーが弱い状況や心臓と電極との間の電気抵抗が増している状況（肥満、前胸部の浮腫、心嚢液・胸水の貯留など）

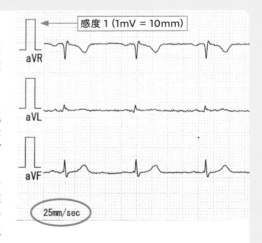

ではより小さくなります。そのため、一般的にはオート設定を用いて、波形の波高（R 波の高さ）の感度を自動で切り替えて記録しています。

ノイズカットを知らず、心房細動と判断した

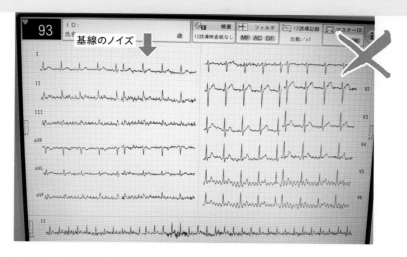

　「ノイズ」は、心電図をとる際に基線に生じるギザギザや、ゆらゆらとした上下の揺れが見られることを指します。「アーチファクト」とも言われます。ノイズの原因は、心電計に問題がある場合と、それ以外に問題がある場合に分けられます。

　心電計の問題としては、コードの断線、コネクターがきちんと接続されていない、電極部の汚れなどが挙げられます。心電計以外の問題としては、ほかの医療機器やコンセントの影響、患者の体動や筋収縮、肌着などと電極表面の擦れによる静電気などが挙げられます。

　ノイズの生じた心電図波形では正しい判断ができません。治療方針にも関わる場合もあるため、きれいな心電図がとれるように機器の点検・設定や、患者の状態を確認する必要があります。

 ペースメーカーがあるのに
スパイクの有無を確認していなかった

　ペースメーカー挿入中の患者の心電図では、QRS波の始まりに短い縦線が入ることがあります。これはスパイクといって、ペースメーカーの電気刺激によって生じます。

　心房ペーシング（AAIモード）では、スパイクの後に正常なP波、QRS波と続きます。心室ペーシング（VVIモード）では、スパイクの後に幅広いQRS波が続きます。心房心室ペーシング（DDDモード）では、心房と心室それぞれに適切なタイミングで刺激をすることがあるため、心房スパイクと心室スパイクがみられることがあります。スパイクと心電図波形を確認することで、異常を読み取ることができます。

筋電図の混入が多い場合

患者の緊張や不随運動、悪寒などがあると筋電図が混入しやすくなります 図1。そのようなときは、患者に力を抜いてリラックスしてもらい、楽な呼吸をするように説明します。手と腕は体幹から 10cm ほど離し、足も 20cm ほど開き、膝を軽く曲げるくらいにすると、力が入りにくくなります。

筋電図の混入が多い場合は NASA 誘導を確認します。NASA 誘導は、四肢誘導の赤を胸骨上縁に、黄を胸骨下縁に貼り、電位差を見る誘導法です 図2。筋電図の混入が最も少ない誘導法であり、P 波の鑑別がしやすいという特徴があります。波形は V2 や第Ⅲ誘導波形に近似します。

導出 18 誘導心電図

標準 12 誘導心電図だけでは右心室や後壁の心筋梗塞の判断が容易には行えない場合があります。そこで、右室梗塞の判断には、右側胸部誘導 V3R・V4R・V5R（V3〜V5 の胸骨を挟んで左右対称の反対側に

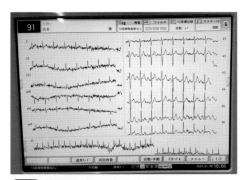

図1 筋電図が混入した心電図

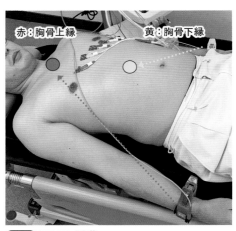

赤：胸骨上縁　黄：胸骨下縁

図2 NASA 誘導

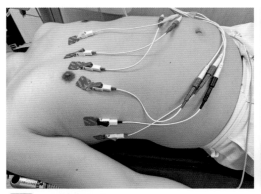

図3 右側胸部誘導（V3R・V4R・V5R）

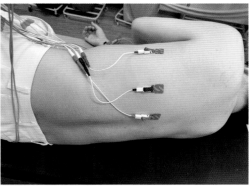

図4 背部誘導（V7・V8・V9）

あたる右側部位）を用います 図3 。

後壁の急性心筋梗塞の判断には、背部誘導のV7・V8・V9（V7誘導：左後腋窩線上、V8誘導：左肩甲骨中線上、V9誘導：椎体左縁、いずれもV6と同じ高さ）を用います 図4 。標準12誘導心電図では判断できない診断がつくことがあります。

しかしながら、これらの誘導を記録するには、 図3・4 のように電極を付け替えや、背部の記録を取るために体位を変えての追加記録が必要になってきます。急性冠症候群を疑うような緊急事態では、心電図診断は特に迅速に行うことが求められるだけでなく、患者の安静も必要です。そのような状況では、標準12誘導心電図の電極（両手両足の4つ、前胸部の6つの電極）をつけることで、標準12誘導心電図に加えて、その波形から演算によって測定していない上記の6誘導の心電図波形を導出することのできる導出18誘導があります。

こんなとき、どうする？

臨床例 **ここぞ！というタイミングで波形を記録したい**

ここぞというタイミングで心電図波形を残したい場合、または心電図波形が安定しない場合や、患者が安静の指示に従えない場合、不随意運動があり心電図が乱れる場合などには「フリーズ機能」を活用しましょう。記録したい波形まで時間をさかのぼって表示でき、その部分の波形を残すことができます。

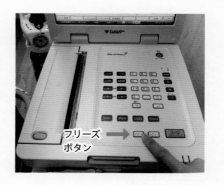

フリーズボタン

引用・参考文献
1) 中山雅文ほか. 標準12誘導心電図と右胸部誘導および背部誘導を加えた18誘導心電図によるJ波の検討. JPN. J. ELECTROCARDIOLOGY. 32 (3), 2012, 221-8.
2) 日本不整脈心電学会 チーム医療委員会 臨床検査技師部会 活動報告. 12誘導心電図検査手技—臨床検査技師部会のメソッド—. https://new.jhrs.or.jp/pdf/book/shoseki_12yudo.pdf

（大村正行）

18 IABP（介助）

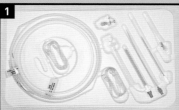

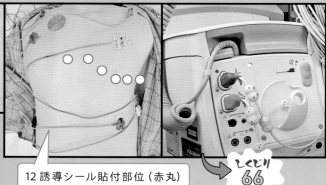

・患者への説明を行う（挿入の目的、挿入後の状態・注意事項）。
・準備を行う（除毛、モニター心電図の電極位置の修正などの準備、心電図・動脈圧の外部入力ケーブルの接続）。

12誘導シール貼付部位（赤丸）を避けてIABP電極を貼付する

しくじり 66

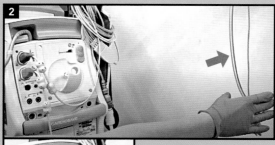

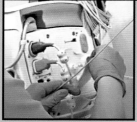

大動脈内バルーンパンピング（IABP）用のカテーテルの挿入、皮膚への縫合後、術者から光センサーコードとカテーテル延長チューブを受け取り、接続する。

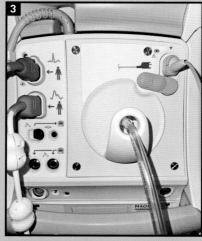

作動開始前に、心電図・動脈圧の外部入力ケーブルの接続、心電図・動脈圧の波形、トリガーモードを確認する。

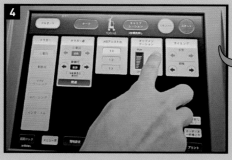

しくじり 67、68

作動開始前にオーグメンテーション圧が設定されているか確認する。

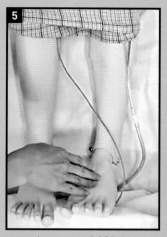

IABP カテーテルを挿入している
下肢の血流を確認する。

しくじり
69

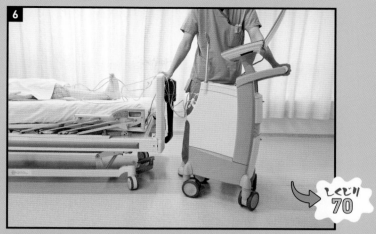

移動時は患者側のカテーテルを固定し、事故抜去を予防する。

しくじり
70

✕ 新人が間違いやすい！ しくじり 事例

✕ 66 IABP 用の心電図をモニター用と間違えて外してしまった

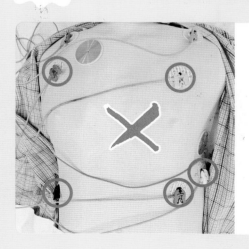

　バルーンの拡張と収縮のタイミングは、心電図も
しくは動脈圧をトリガーとして調節しています。心電
図トリガーを設定しているときに、トリガーしている
IABP 用の心電図電極（写真の赤丸）を外すと、
IABP の駆動が停止し、循環動態に影響する可能性
があります。IABP 用の心電図電極は、剥がれないよ
うに上からテープで補強しておきます。

しくじり ×67 モードを指示されたが、オートとフルオートの意味がわからなかった

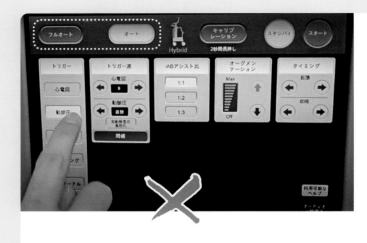

作動のモードとしては、オートとフルオートがあり、いずれもバルーンの収縮と拡張のタイミングは機械が自動的に行いますが、タイミングを調節するトリガー（心電図・動脈圧）の設定が異なります。オートでは心電図・動脈圧のいずれかに固定される一方、フルオートでは心電図・動脈圧いずれか取りやすい信号でトリガーされるよう自動的に設定変更されるため、フルオートのモードを選択することが多いです。

しくじり ×68 オーグメンテーションの設定を確認せずに作動を開始した

作動開始時には、モード設定とオーグメンテーション（IABP に供給されるガスの量）調節を行います。本体立ち上げ時は目盛が0となっており、調節せずに開始するとガスが供給されないためバルーンが膨らみません。

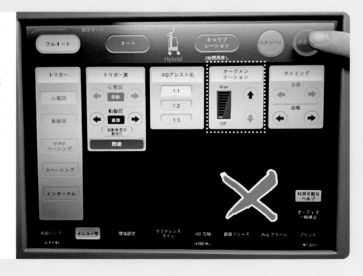

しくじり ×69　導入側の下肢の色がいつの間にか悪くなっていた

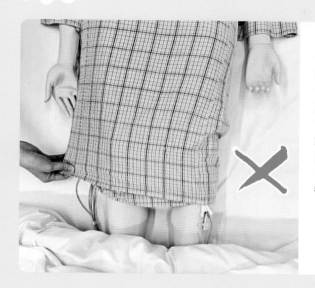

　IABP カテーテル挿入中の下肢虚血の合併は 10% といわれており、①血栓形成、②内膜組織の剥離やフラップ、③シースまたは IABP カテーテルの径が動脈径より太いことなどが原因で起こります。下肢の皮膚温、足背動脈・後脛骨動脈の触知またはドップラーによる聴診、皮膚色・チアノーゼ、痛み、しびれ、カリウム値の上昇、ミオグロビン尿などの観察を行い、早期発見に努めます。

しくじり ×70　移動の際、本体側の延長チューブの接続外れに気を取られ、患者側のカテーテル抜去予防が不十分だった

　移動する際、最も注意が必要なことは、患者に挿入されているカテーテルが引っ張られて事故抜去してしまうことです。移動の際は、機械を保持するスタッフが患者側のチューブにゆとりを持たせた状態で、チューブと柵を掴んで固定し、事故抜去を予防します。

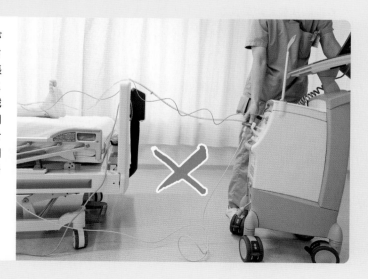

IABP はタイミング調節が重要！

　IABP では、駆動の至適タイミングを得ることが最も重要となります。収縮期にバルーンの拡張が起こると、心臓への後負荷増大と大動脈早期閉鎖・逆流につながるため、正しい動脈圧波形を覚えておくことが大切です。

　至適タイミングを決定するために、心電図でのトリガーを基本とすることが多いですが、手術・処置などの際は、電気メスの使用による心電図への電波干渉やノイズを受けやすいため、動脈圧トリガーに設定します。

　電極の貼り替えは簡単にできないので、12 誘導心電図や除細動のパッドを貼る位置、心臓超音波検査部位を避けて、IABP 用の心電図電極を貼ります。IABP 用の心電図電極が乾いている場合や適切な波形のために貼り替えが必要な場合は、医師を呼び動脈圧トリガーに変更してもらってから貼り替えます。

IABP カテーテル事故抜去予防策

　IABP カテーテル事故抜去予防として、移動時は **しくじり70** で解説したように行い、体位変換時や患者の体動時にもカテーテルが抜けないよう対策が必要です **図1**。IABP カテーテルの固定翼・コネクター部の皮膚への確実な縫合、体動で引っ張られない程度にゆとりを持たせたベッド柵への固定、体位変換時の声出し確認が重要となります。

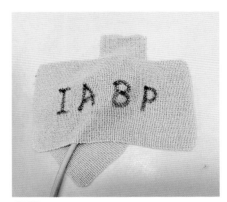

図1 カテーテル抜去予防の例

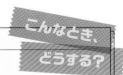

こんなとき、どうする？

臨床例　**安静が保てない**

　IABP が挿入されている場合、30°までの頭位挙上は可能ですが、カテーテルの屈曲を防ぐために IABP 挿入側の下肢は伸展位を保つ必要があります。しかし、さまざまな要因により安静が保てなくなることがあります。

　安静が保てない原因として、①循環動態の変動による不穏、②同一体位による苦痛・疼痛、③環境へのストレス・不眠、不安などがあり、それらの有無をアセスメントするこ

とが必要です。

①循環動態の変動

　循環動態の変動が認められるときは、医師を呼ぶとともに、バルーンの穿孔、カテーテルの固定ずれ・屈曲、作動不全など IABP によるトラブルがないか確認します。

②疼痛

　IABP カテーテル挿入中は、下肢の伸展位・同一体位により褥瘡が発生するリスクが高いです。また、下肢の伸展位では外旋位となりやすいことから、腓骨神経麻痺を起こすリスクも高まり、いずれも疼痛を伴います。褥瘡が発生しやすい仙骨部・踵部は枕などを用いて除圧を図り、動脈シースのサイドポートの三方活栓部分による圧迫が起きないように、体位変換時は位置に注意することも必要です。腓骨神経麻痺の予防として、膝から下の下腿部分に小枕やタオルなどを敷くことで回内中間位を保持し、膝蓋外側の圧迫を防ぎます。下肢の循環不全も疼痛や苦痛を生じさせるので、電気毛布などで保温し、可能な範囲での体位変換やマッサージなども考慮します。

③環境へのストレス

　環境へのストレスに対しては、不必要なアラームが鳴らないよう適切なアラーム設定を行うことも重要です。寝具・寝衣のしわは伸ばし、手や足にコードが触れないよう整理し、しわやコード類が気にならないようにします。

　どうしても安静が保てない場合は、説明と同意の上で抑制をすることもありますが、抑制による皮膚障害と苦痛を予防するために、定期的に巻き直しや皮膚の状態を観察することが必要になります。

引用・参考文献
1) 山名比呂美編著. はじめての補助循環：ナースのための IABP・PCPS 入門書. 向原伸彦監修. 大阪, メディカ出版, 2013, 112p.
2) 山田秀人ほか. IABP 施行時の下肢虚血に対する工夫. 体外循環技術. 30 (1), 2003, 37-8.
3) 東海メディカルプロダクツ. IABP バルーンカテーテル添付文書. 2016 年 5 月改訂 (第 18 版).
4) 道又元裕総監修. ICU3 年目ナースのノート. 改訂増強版. 愛知, 日総研出版, 2017. 264p.
5) 金徹. 周術期管理における循環補助法：大動脈内バルーンパンピング. 日本臨床麻酔学会誌. 40 (5), 2020, 527-34.

（大瀧友紀）

19 ECMO（介助）

キホン手技 ビジュアル解説

1
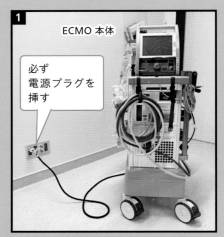

ECMO 本体

> 必ず
> 電源プラグを
> 挿す

ECMO 本体（コンソール）を準備し、電源プラグを挿す。

しくじり **71**

2
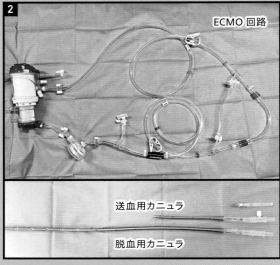

ECMO 回路

送血用カニュラ

脱血用カニュラ

・回路を用意する。清潔区域と不潔区域があるため、取扱いに注意する。
・患者の体格に合わせて医師とカニュラサイズを検討し、指示されたサイズを用意する。

3
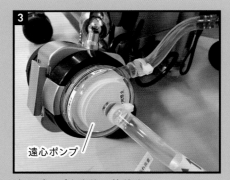

遠心ポンプ

遠心ポンプを本体に装着する。

4
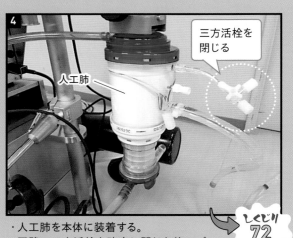

> 三方活栓を
> 閉じる

人工肺

・人工肺を本体に装着する。
・回路の三方活栓を確実に閉じた後、プライミングを行う（本体に回路を装着する前にプライミングを行う機種もある）。
・プライミングとは、ECMO の回路に輸液などを満たして使用できるようにすること。

しくじり **72**

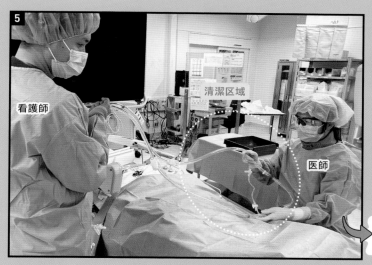

・医師とともに脱血・送血の向きを確認しながら医師に回路を渡す。
・清潔区域には触らないように注意する。

清潔区域

看護師

医師

しくじり73

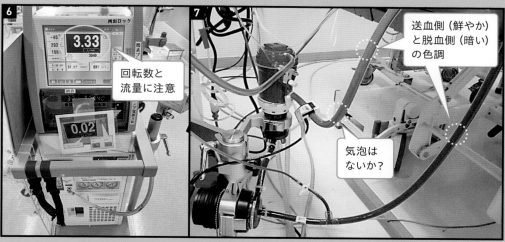

回転数と流量に注意

送血側（鮮やか）と脱血側（暗い）の色調

気泡はないか？

回路とカニュラの接続が終わり、ECMOが回り始めたらバイタルサインの変動に注意する。

開始時の回路のトラブルにも留意する（気泡の混入、接続の緩み、三方活栓の向きの間違いなど）。

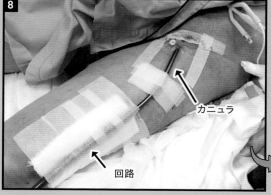

カニュラと回路がズレないようにしっかり固定する。

カニュラ

回路

しくじり74

しくじり ×71 電源プラグが抜けたまま使用してしまい、電源が落ちてしまった

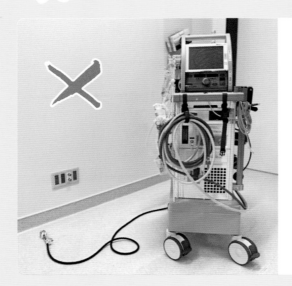

　ECMO はほとんどの機種において本体にバッテリーを搭載しており、電源が抜けている状態であっても短時間であれば駆動します。しかし、そのまま使用して本体の電源が落ちてしまった場合、ECMO が停止し緊急事態となります。そのようなときは、早急に手回し器で ECMO 流量を確保しながら ECMO の電源を復旧します[1]。主な原因として、電源プラグを挿し忘れたり、ほかの機器と間違えて抜いてしまったりするケースが想定されます。

しくじり ×72 駆動中の回路の三方活栓の操作を誤り、回路から失血・空気混入した

　ECMO 回路は部位によって陰圧の箇所と陽圧の箇所に分かれます。いずれの箇所においても、回路に付属する三方活栓の操作を誤ることで、容易に回路内に空気を引き込んだり、回路から血液が吹き出るなどの大きなトラブルにつながります。回路を準備する際に三方活栓を閉じた後は、三方活栓の操作を行わないことが望ましいといえます。

　回路から血液を採取するなど三方活栓の操作が必要な場合は、操作に慣れている臨床工学技士に依頼するのがよいでしょう。

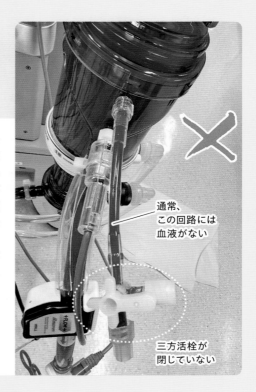

通常、この回路には血液がない

三方活栓が閉じていない

しくじり ×73 　脱血側と送血側の回路を間違えて介助した

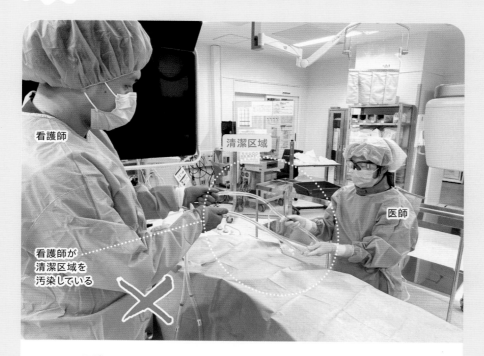

看護師

清潔区域

医師

看護師が
清潔区域を
汚染している

　ECMO 回路はメーカーによってさまざまな形状をしています。多くのメーカーが脱血側に青、送血側に赤の目印をつけているため、その目印と回路全体を処置者と確認しながら渡すことが重要です。このタイミングで逆側を渡したり、回路の清潔区域を汚染することはあってはなりません。

しくじり ×74 　カニュラの固定が緩く、位置がずれてしまった

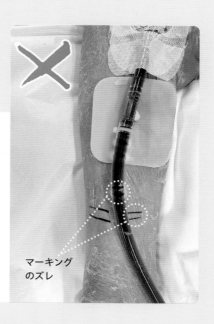

マーキング
のズレ

　カニュラの管理は看護師の役割[2]であり、救急外来や処置室から移動する際は特に注意が必要です。医師がカニュラの位置を確定した後に位置をマーキングするなどし、固定位置がずれてしまった場合にすぐ発見できるようにするとともに、固定は強固に行います。
　写真では、マーキングがずれており、回路の固定もされていません。カニュラの位置は ECMO の管理において非常に重要であり、X 線などの画像をもとに厳密に調整されています。そのため、位置がずれてしまうことで脱血や送血の効率が低下し、治療に影響を及ぼす可能性があります。

ECMO 治療開始時の介助

ECMO（体外式膜型人工肺）治療開始時の介助に関しては、回路の受け渡しや抗凝固薬を使用するタイミング、治療開始直後の循環動態の不安定な時期の対応などが主なポイントです。 しくじり73 で解説したように、回路の受け渡しの際には清潔区域の汚染や、脱血・送血の向きに注意が必要です。抗凝固薬の投与や不安定な循環動態への対応については各施設でそれぞれの対処方法が確立していることが多いため、新人看護師や不慣れな看護師は、熟知した先輩などと一緒に事前にシミュレートしておくとよいでしょう。

また、心肺停止の患者には可及的早急にECMO治療を開始することも重要です。心停止時の診療方針を理解し、いざECMO治療を開始するとなったときに、スムーズに動けるように日頃から心がけておくことが大切です。

ECMO 治療開始時は
チーム力がすべて

ECMO 治療を開始する際には、医師と看護師だけでなく、放射線技師や臨床工学技士など多職種との連携が重要です。そのため、多数の人員と協働する能力も必要となります[3]。さらに、普段の診療をともに行う救急科の医師だけでなく、循環器内科など普段関わる機会が少ない医師と協働する必要も出てきます。このようなさまざまな職種との連携を日頃から強め、緊急時にスムーズに連携が取れる関係性を構築できているとよいでしょう。

ECMO 治療中のモニタリング

ECMO 治療開始時に限らず、患者のモニタリングは非常に重要です。特に、V-A ECMO（PCPS：経皮的心肺補助装置）の治療をする場合は、患者自身の心臓から拍出される血液と、ECMOからの血液が合流する部位であるミキシングゾーンの位置がわかれば心臓からの拍出量の目安とすることができるため、ミキシングゾーンのモニタリングは必要不可欠です。正確にモニタリングするためには、必ず右手にSpO_2のセンサーを装着する必要があります。忙しい場面でもセンサーを装着する左右を間違えないように注意しましょう。

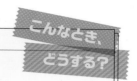

臨床例① ECMO 開始後、脱血側の回路が ブルブルと震え始めた

　ECMO 回路の脱血側がブルブルと震えることがあります。この現象を「チャタリング（chattering）」と呼び、脱血不良のサインとして知られています。脱血不良が起こる原因は主に 5 つあり、①血管内容量不足、②カニュラ・回路の折れ曲がり、③カニュラの位置、④患者の体位、⑤咳嗽などによる胸腔内圧の変化[4]が考えられます。看護師だけではチャタリングに対応できないので、発見した際はすぐに医師へ報告し、原因の究明とその解消に向けて対応します。特に ECMO 開始のタイミングでは①血管内容量不足が原因となりやすく、輸液での対応が必要となります。なお、脱血不良の際は ECMO 流量が低下し、患者への送血量が不十分になるだけでなく、回路内に過度な陰圧が生じて血球を破壊する原因となるため、早急に対応しましょう。

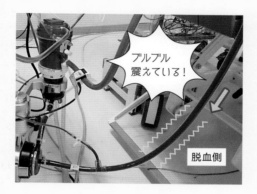

ブルブル震えている！

脱血側

臨床例② ECMO 回路内に少量の気泡を発見した

　脱血カニュラからポンプまでの回路内圧は非常に強い陰圧状態となっているため、三方活栓などから空気を引き込む可能性があります。しかし、少量の気泡であれば人工肺でトラップされるので、体内に気泡が送られることはまれです。ポンプより後の回路内圧は陽圧状態のため、気泡が混入しにくい反面、気泡が混入した場合、多くの回路には気泡をトラップする場所がありません。したがって、人工肺より後の回路に気泡が生じると、患者の体内に気泡が送られ空気塞栓の原因となります。人工肺より後に三方活栓がある場合は気泡を回路から除去しますが、三方活栓がない場合は回路自体の交換などの対応が必要です。いずれにしても、ECMO 回路内に気泡を発見した場合は早急な対応が求められます。

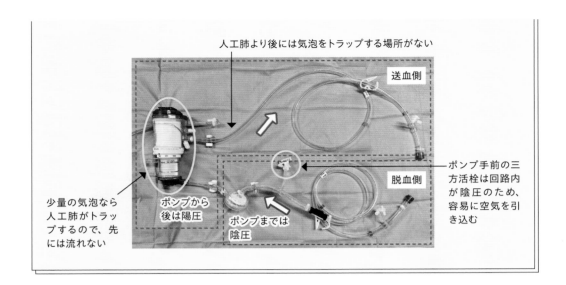

人工肺より後には気泡をトラップする場所がない

送血側

脱血側

ポンプ手前の三方活栓は回路内が陰圧のため、容易に空気を引き込む

少量の気泡なら人工肺がトラップするので、先には流れない

ポンプから後は陽圧

ポンプまでは陰圧

引用・参考文献
1) Brogan, TV. et al. ECMO Specialist Training Manual 4th Edition, 2018, 164.
2) Brogan, TV. et al. Extracorporeal Life Support: The ELSO Red Book. 5th Edition, 2017, 460.
3) 前掲書 1). 88.
4) 日本呼吸療法医学会 / 日本経皮的心肺補助研究会編 . ECMO・PCPS バイブル . 大阪， メディカ出版， 2021， 345.

（栗原知己）

写真提供：前橋赤十字病院　市川祥吾

20 創傷処置

キホン手技　ビジュアル解説

必要物品

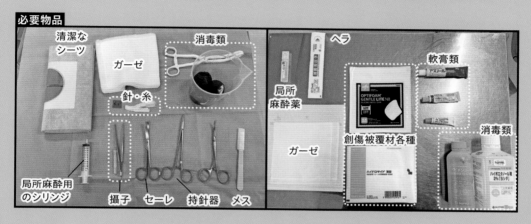

（左の写真）清潔なシーツ／ガーゼ／消毒類／針・糸／局所麻酔用のシリンジ／攝子／セーレ／持針器／メス

（右の写真）ヘラ／局所麻酔薬／ガーゼ／創傷被覆材各種／軟膏類／消毒類

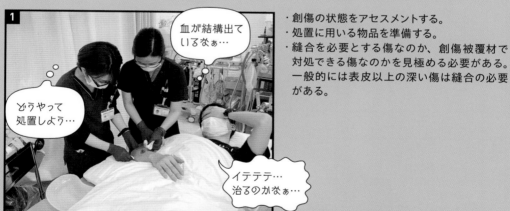

・創傷の状態をアセスメントする。
・処置に用いる物品を準備する。
・縫合を必要とする傷なのか、創傷被覆材で対処できる傷なのかを見極める必要がある。一般的には表皮以上の深い傷は縫合の必要がある。

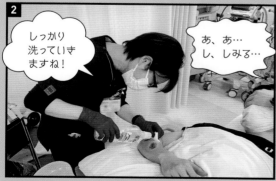

・創部の洗浄を行う。
・論文等においては、表在の傷に対して、水道水と生理食塩水の間には感染率や創治癒速度に有意差がないとされている。外傷の洗浄では、生理食塩水でも水道水でも十分に洗浄し異物を除去することが大切である。また水道水を使用する場合は、流しながら洗うことが重要である。

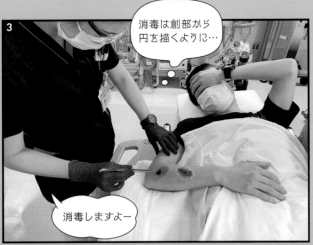

創の中心から外に向かって消毒を行う。

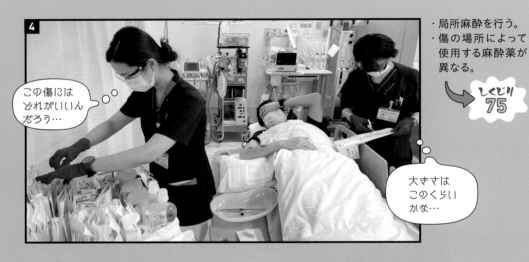

・局所麻酔を行う。
・傷の場所によって使用する麻酔薬が異なる。

しくじり 75

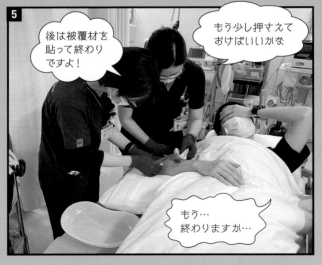

・創を縫合する。
・一般的に準備されている縫合セットとは別に、傷の深さ・範囲によって、特殊な機器（電気メスや傷を広げる開創器など）が必要となる場合もある。縫合する前に医師に使うことになりそうな機器を確認しておくと、スムーズに縫合処置の介助を実施することができる。
・創部の状態に応じて、創傷被覆材を貼付し固定する。

新人が間違いやすい！ しくじり 事例

しくじり ×75 キシロカイン® E 入りと指示され、キシロカイン® の E なしを準備した

　局所麻酔薬に使用されるものの代表的なものにリドカイン塩酸塩（キシロカイン®）などがあります。医師に指示されたときは投与時間と投与量、アレルギーの既往などを確認しないといけません。また、<u>アドレナリン入りの局所麻酔（キシロカイン® エピレナミン）</u>などがあり、パッケージには「E」と記載されています。「E 入り」は血管収縮作用をもたらすため、出血が少なく、麻酔薬の吸収が遅れ、作用時間が長くなり血中濃度が下がり、麻酔薬中毒の防止にもなります。しかし、耳介や指、陰茎など血管が細い箇所に使用すると動脈収縮を起こし壊死を起こす恐れがあるため、使用する部位に注意が必要です。

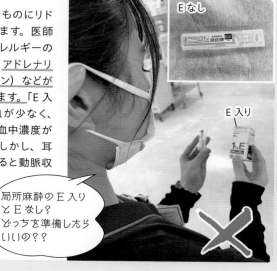

局所麻酔の E 入りと E なし？ どっちを準備したらいいの？？

しくじり ×76 縫合糸の種類と特徴をわからないまま介助していた

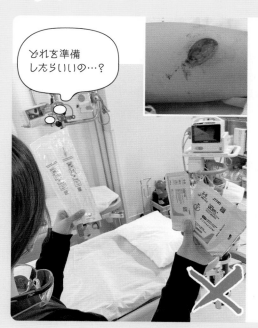

どれを準備したらいいの…？

　縫合糸には大きく分けて、ナイロン糸、絹糸、吸収糸があります。<u>吸収糸</u>は、真皮や皮下縫合、血管など後日抜糸できないところを縫合する場合に用いられます。<u>ナイロン糸や絹糸</u>は、皮膚の縫合やドレーンの固定で用いられます。

　<u>ナイロン糸</u>はモノフィラメント（1本の糸）であり、感染性は低いですが、扱いづらく緩みやすい特徴があります。

　絹糸は糸の断面がより糸で、細い糸が束になって幾重にも編み込まれています。糸同士または皮膚と糸の間に摩擦が起きるので、固定力は強いのが特徴です。しかし感染性が高く、<u>絹糸膿瘍</u>などを起こす場合があります。

　吸収糸にも、より糸（バイクリル®）のタイプとモノフィラメント（PDS®）のタイプがあります。縫合する場所や目的によって使い分けがあることを知っておく必要があります。

しくじり ×77 縫合した後に創傷被覆材・ガーゼを使用して、1週間は剝がさないように指導した

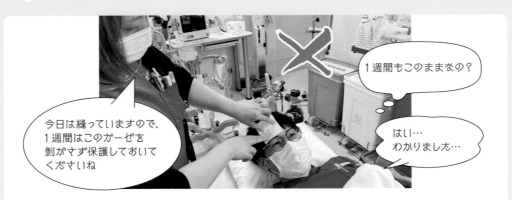

　不適切な創傷被覆材の使用は、過度な湿潤環境を招く恐れがあります（浸軟）。また、創傷被覆材で覆うことで創部の観察ができなくなることがあります。感染創の場合でも、創部の菌量を減少させることが感染の制御には効果的であるため、水道水などを用いて洗い流すことで細菌制御ができることが多いといわれています。よって、感染の恐れがない創部の場合は、創傷被覆材などは使用せず、毎日、創部の確認を行う目的も含め、水道水で清浄することを患者に指導していきましょう。

しくじり ×78 Ⅰ度熱傷に軟膏を塗布してガーゼで覆った

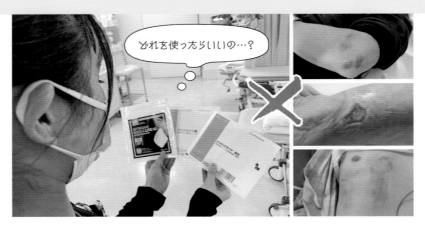

　Ⅰ度熱傷は日焼けなどに代表される表皮の熱傷で、疼痛はありますが、発赤のみで、通常は瘢痕など残らず治癒します。「創傷・褥瘡・熱傷ガイドライン 2018」[1] では、短期間のステロイドの塗布は推奨していますが、長期間のステロイド使用は治癒遷延を起こす恐れがあることなどの理由から推奨していません。また、ガーゼなどの被覆材も使用は推奨していません。

エキスパートが指南！ 安全に行うための極意

創傷の治癒過程 図1

創傷は組織の連続性が断裂した状態と定義されます。皮膚の場合、表皮のみあるいは真皮の浅い層までの欠損は2週間程度で上皮化し瘢痕も残しません。これを再生治癒といいます。一方で真皮より深い皮下組織が欠損した傷は潰瘍と呼ばれ、治癒するためには肉芽組織が充填され、それが上皮化するまで2週間以上の時間を要します。これを瘢痕治癒といいます。

救急外来で遭遇する創傷症例の多くは急性創傷で、多くが1カ月程度で治癒しますが、低栄養や糖尿病などの基礎疾患があると容易に治癒には向かわず慢性創傷となります。

創傷の治癒機序は炎症期、増殖期、成熟期に分かれます。炎症期は組織の破綻によって出血が生じます。まずは血小板が活性化し、止血機転が働きます。次にヒスタミンなどの炎症性メディエーターによって血管の透過性が亢進し、白血球が創内に遊走し細菌を貪食し、創が清浄化されます。そ

の際に血小板などから遊離されるFGF（fibroblast growth factor：線維芽細胞成長因子）によって、肉芽組織形成と上皮化が行われます（増殖期）。上皮化が完成すると、肉芽細胞から炎症細胞や線維芽細胞が消失し成熟した組織となります（成熟期）。

創傷被覆材（ドレッシング材）

創傷被覆材の使用目的は、湿潤環境を維持し創傷治癒に最適な環境を提供することです。創傷の状態によって医療材料を使い分ける必要があります。大きな目的別に、創面を閉鎖し湿潤環境を形成するもの、乾燥した創を湿潤させるもの、滲出液を吸収し保持するもの、疼痛を緩和するものがあります。不適切な被覆材の使用は、皮膚の「浸軟」を招き表皮の皮膚トラブル（皮膚のバリア機能の消失）を起こす可能性があります 図2 。それぞれのスキンケア用品の特徴や選択・使用基準や効果的な使いかた・ポイントを押さえておきましょう。

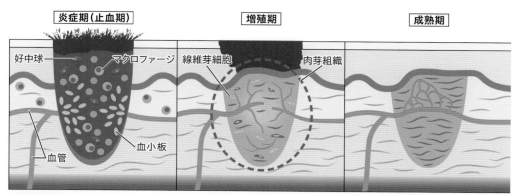

図1 創傷の治癒過程

適切な創傷被覆材の場合

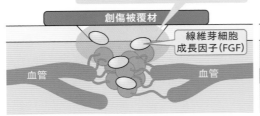

適切な被覆材は創部の湿潤環境をもたらし、線維芽細胞成長因子（FGF）が動きやすくなり傷の促進につながる

創傷被覆材

線維芽細胞成長因子（FGF）

血管　　　血管

不適切な創傷被覆材の場合

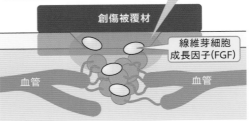

不適切な被覆材は皮膚の浸軟を招き、表皮の皮膚トラブル（皮膚のバリア機能の消失）が起こる可能性がある

創傷被覆材

線維芽細胞成長因子（FGF）

血管　　　血管

図2 創傷治癒に対する創傷被覆材の効果

こんなとき、どうする？

（臨床例）　**汚染創の一時洗浄は生理食塩水？　水道水？**

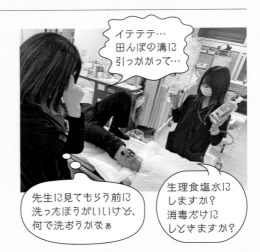

イテテテ…田んぼの溝に引っかかって…

先生に見てもらう前に洗ったほうがいいけど、何で洗おうかなぁ

生理食塩水にしますか？消毒だけにしときますか？

　土壌の土などが付着した汚染創は、医師の診察前になるべく早く洗浄を行う必要があります。創部内の菌量を限りなく減少させることが目的となりますが、その場合の洗浄液は何を使用すればよいでしょうか。形成外科診療ガイドライン内の急性創傷診療ガイドライン[2]では、創部内は水道水や生理食塩水などで十分洗浄することの重要性が述べられています。水道水と生理食塩水のどちらがよいかについては、Bansalらの研究結果では、筋肉や骨、関節に達していない手以外の創傷に対して、水道水と生理食塩水で洗浄した46例の術後48時間における感染率に差がなかったと報告しています。これらから、傷が深い汚染創の場合は生理食塩水で洗浄し、表皮の層であれば水道水で十分洗浄し創部の菌量を減少させることが大事であると言えます。

　また、消毒などを行う場合もあるかもしれませんが、消毒薬は菌量を減少させる一方で正常な組織を損傷し結果的に感染を起こす可能性があります。洗浄後に消毒液は使用せず、ガーゼ保護で医師の診察を待ちましょう。

引用・参考文献

1) 日本皮膚科学会 創傷・褥瘡・熱傷ガイドライン策定委員会編. 創傷・褥瘡・熱傷ガイドライン 2018. 第 2 版, 東京, 金原出版, 2018, 352p.
2) 日本形成外科学会ほか編. 形成外科診療ガイドライン：2 急性創傷／瘢痕ケロイド. 東京, 金原出版, 2015, 5-6.
3) 田中秀子監修. すぐに活かせる！最新 創傷管理・スキンケア用品の上手な選び方・使い方. 第 4 版, 東京, 日本看護協会出版会, 2019, 216p.
4) 日本創傷治癒学会ガイドライン委員会編. 創傷治癒コンセンサスドキュメント：手術手技から周術期管理まで. 東京, 全日本病院出版会, 2016, 236p.

（後小路 隆）

21 バックボード（スクープストレッチャー）

全身固定の除去（アンパッケージング）

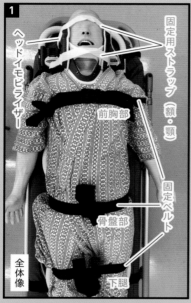

1 全体像

ヘッドイモビライザー
固定用ストラップ（額・顎）
前胸部
固定ベルト
骨盤部
下腿

まず患者（傷病者）に急に動かないよう説明し、頭部を保持する。

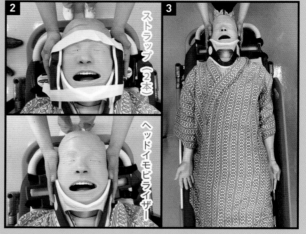

2 ストラップ（2本）
ヘッドイモビライザー

3

・頭を固定している2本のストラップを外す。
・ヘッドイモビライザーを取り外す。

しくじり 79

・体幹部を固定しているベルトを外す。
・バックボードから体幹部を固定していたベルトを取り外す。

全身固定（パッケージング）

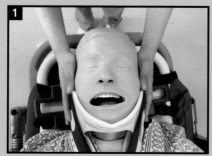

1

まず患者（傷病者）に急に動かないよう説明し、頭部を保持する。

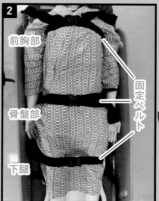

2 前胸部
骨盤部
下腿
固定ベルト

・体幹部のベルトを固定する。
・前胸部・骨盤部・下腿の最低3カ所を固定する。

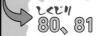
しくじり 80、81

【全身固定（パッケージング）の続き】

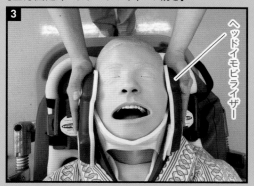

ヘッドイモビライザー

ヘッドイモビライザーを装着する。

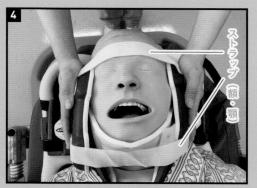

ストラップ（額・顎）

2本のストラップを用いて、額→顎の順番に固定する。

スクープストレッチャーの取り扱い

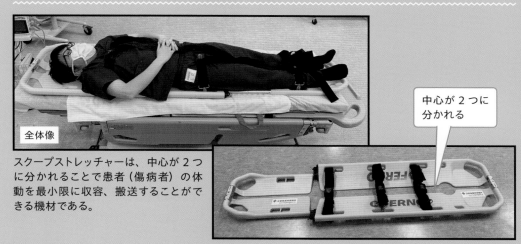

全体像

中心が2つに分かれる

スクープストレッチャーは、中心が2つに分かれることで患者（傷病者）の体動を最小限に収容、搬送することができる機材である。

スクープストレッチャーごと診察用のストレッチャーやベッドに移動し、スクープストレッチャーを2つに割って取り外す。

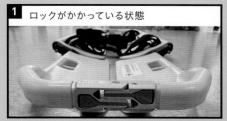

1 ロックがかかっている状態

頭部と足側にロックがあり、頭側からロックを外す。

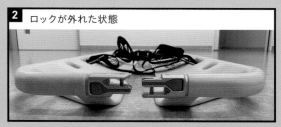

2 ロックが外れた状態

ロックを外したら、患者（傷病者）の体を動かさないように左右からゆっくりとストレッチャーを引き抜く。

しくじり82

しくじり ✕ 79　アンパッケージングの際、体幹部のベルトから外してしまった

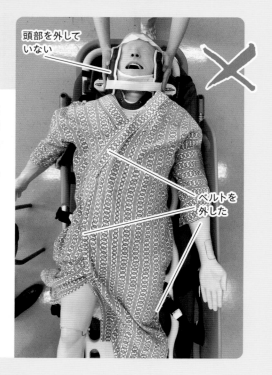

頭部を外していない

ベルトを外した

　頭部を固定したまま体幹部のベルトを外してしまうと、不意に体が動いてしまい、頭部と頸椎のよじれが生じて頸椎に無理な力が加わってしまいます。これをスネーキングといいます。

　スネーキング予防のためにも、アンパッケージングは必ず頭部を固定しているストラップ、ヘッドイモビライザーから外すことがポイントです。

しくじり ✕ 80　全身固定の際、ベルト固定が緩く体幹が動いてしまった

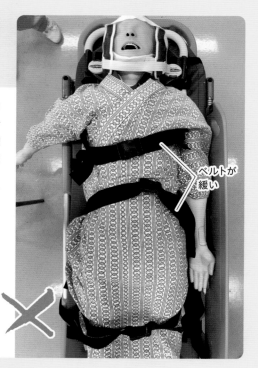

ベルトが緩い

　ベルトの固定が緩いと、患者の体がバックボード上で動いてしまい脊柱に過度な負担がかかるだけでなく、患者の不安にもつながります。適切な固定を行うことで、移動時に体のズレもなく、患者自身も安心して移動することができます。

　ベルトを無理に引っ張って固定すると締めすぎてしまったり、患者に苦痛が加わったりしますので、片方の手でベルトを送りながら締めていきましょう（送り締め）。

しくじり ×81　全身固定の際、ベルトで胸部を強く締めて固定した

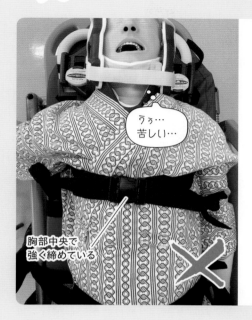

うぅ…
苦しい…

胸部中央で
強く締めている

　体幹部は前胸部、骨盤部、下腿の最低3カ所を固定します。胸部のベルトを強く締めすぎると胸郭の動きが制限され、呼吸を抑制してしまいます。
　胸部の固定は、呼吸への影響を最小限にするためにできるだけ胸部の上側で固定します。また、受傷部位がある場合にはベルト固定はその部位を避けることも必要です。

しくじり ×82　スクープストレッチャーの外しかたがわからなかった

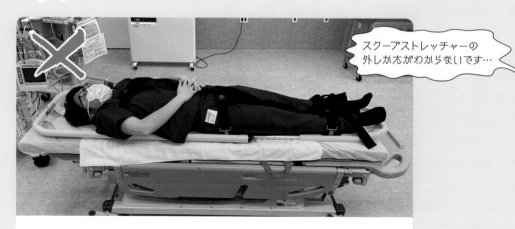

スクープストレッチャーの
外しかたがわからないです…

　スクープストレッチャーは頭側と足側にあるロックを外し、左右から体動を最小限の状態で取り外すことができます。ストレッチャーの除去の仕方がわからないと手を挟んだり、取り外す時に患者に負担がかかったりします。その場にいるメンバーと共通認識を図り、声を出しながら安全確保をするとよいでしょう。

急な嘔吐！ 窒息を予防しよう！

　患者が臥床状態で急に嘔吐した場合、通常であれば窒息予防のためにすぐに顔を横に向けるなどの対応が必要となります。しかし、外傷患者の場合には脊椎・脊髄損傷の可能性があることを常に念頭に置きながら、二次的損傷に注意した対応が求められます。全身固定がなされた状態で急な嘔吐が見られた場合は、すぐにバックボードごと横に向けて窒息の予防に努めなければなりません。すでにアンパッケージングされていた場合は、緊急のログロール[*1]により窒息を予防します。

　外傷患者の脊椎保護は非常に重要です。しかし、A（airway：気道）の異常に対しては早期の介入、異常の解除を行わなければすぐに生命の危機的状態に陥ります。脊椎・脊髄損傷の悪化を予測しながら最大限愛護的な方法でログロールし、対応を行います。また、事前に嘔吐による窒息のリスクを予測し、吸引などを準備しておくことも看護師としては必要な介入ポイントです。行ったログロールは、あくまでA（気道）の異常に対する緊急的な介入です。まだ必要な診察が終わっていない段階のこともありますので、ログロールしたついでだからといって、背面の観察をするのは避けましょう。ほかの重要な異変を見逃してしまうことになります。

＊1　ログロール：体を一本の丸太に見立て、患者の脊椎軸にひねりや屈曲を加えずに動かす方法。

可能な限り早期にバックボードを除去するために

　全身固定の目的は、脊柱に最もストレスのない自然な状態で固定し搬送することです。そのため、患者を固定するバックボードはクッション性のある素材のものは使用されていません。機会があれば一度バックボードに寝てみるとよいでしょう。

　脊椎・脊髄損傷では、患者に恒久的な障害を残す可能性があることを念頭に置いた対応が必要ですが、同時に看護師として患者の苦痛を最小限にするための介入も必要です。バックボードの長時間の使用は、皮膚トラブルのリスクだけでなく背部の痛みや体動制限などの苦痛を患者に強いる処置でもあります。必要な観察が終了したらチームで相談し、可能な場合には早期にバックボードを除去することが望ましいです。

　バックボードを除去する際にも、チームで声かけや方法など具体的に共通認識を図り、必要な人員を確保した上でログロールやフラットリフトといった方法で実施する必要があります。このような患者に関わる上では、チームでの共通認識が重要です。普段からチーム内で具体的な方法などを練習しておくとよいでしょう。

こんなとき、どうする？

臨床例①　全身固定中に緊急での気道確保が必要になった

　脊椎・脊髄損傷の可能性があり全身固定をしている患者が急に嘔吐したり、緊急での気道確保が必要となったりしたときは、頸椎の動揺を最小限に抑えるために下顎挙上法による用手的気道確保が行われます。全身固定（パッケージング）を行う場合は、アンパッケージングとは逆に体幹部から固定し、最後に頭部を固定します。スネーキングを予防するためにも「下から上に」が原則ですが、このような事態に適切に対応するためにも、頭部を固定しているストラップは額→顎の順番に固定します。ストラップが額→顎の順番で固定されていれば、顎のストラップを外すだけで頭部を固定した

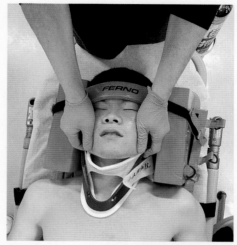

全身固定をしたまま下顎挙上法による気道確保をしている様子。顎のストラップだけを外している。

まま下顎挙上法による用手的気道確保が可能になります。

臨床例②　バックボードを安全に除去したい

　いよいよバックボードを除去します。バックボードを除去するためには、ログロールやフラットリフトといった方法が選択されます。患者の体を横に向けるなど動作をする場合のリーダーは頭部保持をしている人です。全ての動作は頭部保持者の合図にしたがって行います。また、合図も決めておくとよいでしょう。「1・2の3」なのか、「1・2・3、はい」なのか、そのときの思いつきの合図ではタイミングが合わず、安全なケアができません。基本は「1・2・3」の「3」のタイミングで実施することが多いですが、チーム内でルールを決めておきましょう。ほかにも、フラットリフトであればどのくらいの高さに持ち上げるのか、誰が、何の役割をするのかを決めておくことで安全にバックボードを除去することができます。

（福島綾子）

22 頸椎カラー

頸椎カラーのサイズ測定

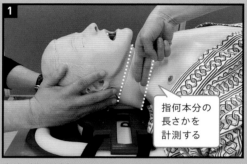

指何本分の長さかを計測する

患者（傷病者）の肩から下顎先端までの首の長さを計測する。

患者（傷病者）の首の長さに合わせてサイズを調整する（→ p.145、図1）。

しくじり84

頸椎カラーの装着

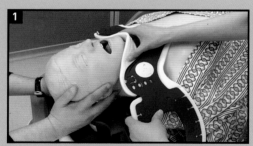

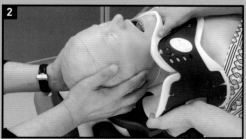

・下顎の位置をずらさないようにしながら、患者の首の下に頸椎カラーを滑り込ませる。
・頸部の下にマジックベルトを通して固定する。

胸壁を這わせるようにして、患者の下顎を固定する。

しくじり85

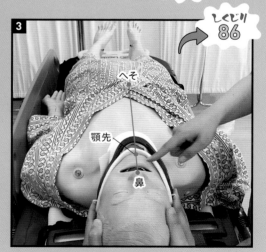

しくじり86

へそ

顎先

鼻

頭部と体幹（鼻・顎先・へそ）が一直線になっていることを確認する。

新人が間違いやすい！ しくじり 事例

しくじり ✕83

患者から「これがキツイ、外してくれ」と声をかけられ、医師の許可なく頸椎カラーを外してしまった

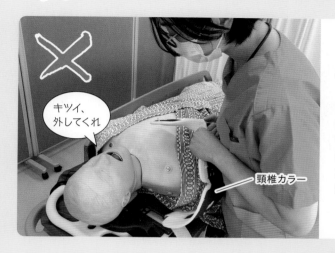

キツイ、外してくれ

頸椎カラー

　頸椎カラーは適切なサイズのものを、緩みなく装着しなければ効果が発揮されません。頸椎カラーを除去できるのは、用手的に頭部保持をしている場合、もしくは医師の診察後に頸椎・頸髄損傷の可能性が否定された場合のみです。苦痛があるからといって看護師の判断だけで頸椎カラーを除去することは絶対にしてはいけません。

しくじり ✕84

頸椎カラーの使いかたがわからず、正しいサイズに調整できなかった

　頸椎カラーはもともと複数のサイズが用意されているタイプや、サイズを調整できるタイプなど、製品によってサイズの合わせかたが異なるため、自施設で使用する頸椎カラーがどのような構造になっているのか、サイズはどこで合わせるのかを事前に確認しておくことが必要です。

　適切な固定をするためには正しいサイズの頸椎カラーを選択します。計測するときは何か器具を用いるのではなく、指何本分の長さかで首の長さを測ります。

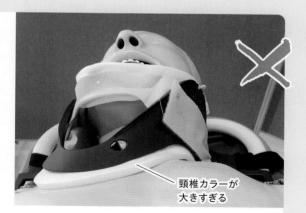

頸椎カラーが大きすぎる

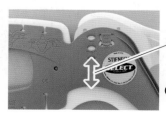

矢印が首の長さと合致するよう調整して合わせる

図1 頸椎カラーのサイズの合わせかた（スティフネックセレクト® の場合）

しくじり ×85 頸椎カラーを装着する際に頭部を保持していなかった

頸椎カラー装着時には、隙間なく装着するために頸椎カラーの後部を患者の頸部にくぐらせて引っ張る動作が生じます。そのため頸部に強い負荷がかかってしまいます。頸椎カラーを装着する場合には、必ず用手的な頭部保持を行うとともに、患者に対して痛みがある場合にはすぐに伝えてもらうよう説明が必要です。

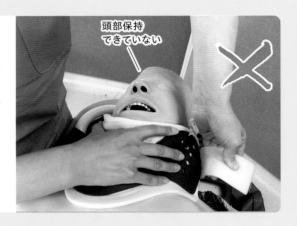

頭部保持
できていない

しくじり ×86 頸椎カラーを装着したが、頭部と体幹が一直線になっていなかった

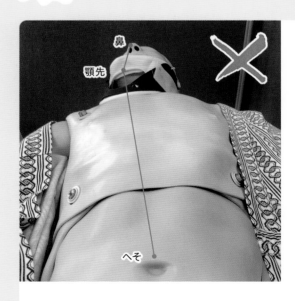

鼻

顎先

へそ

頸椎カラー装着時は、脊柱軸が生理的な状態にあることを確認し、頸椎に負担がかからないようにする必要があります。頸椎カラーを装着した後は、体の正中軸上にある鼻・顎先・へそが一直線上にあり、正中中間位を保てていることを必ず確認します。頸椎カラーには足側からも確認できるような仕組みもあります 図2 。

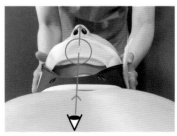

図2 足側から確認する方法
下から見て、○（顎先の丸い突起）と鼻が一直線になる。

エキスパートが指南！ 安全に行うための極意

頸椎カラーそれぞれの特性を知ろう！

今回紹介したレールダルメディカル社のスティフネックセレクト®は、その構造上、前後の屈曲に対しては非常に高い固定性を発揮します。一方で、左右の側屈に対しての固定性は低いという特性があります。そのため、例えば痛みを伴う処置により患者がストレッチャーに臥床状態で動くことが想定される場合には、側屈に対する固定性を高めるためにも用手的に頭部保持をする必要があります。

また、硬性頸椎カラーと呼ばれるフィラデルフィアカラーは前後でパーツが分かれており、下顎から後頭骨までを覆うような構造となっています。そのため、前後の屈曲に対してだけでなく、側屈や回旋といった動きに対しても制限を設けることができるという特徴があります。しかし、前後のパーツを装着するために複数回の体位変換が必要となるというデメリットもあります。

それぞれの頸椎カラーの特徴を踏まえた上で、適切な固定具を選択する必要があります。

頸椎カラーを取り外す場合は、必ず医師の指示のもとで行う！

外傷患者の初期診療（primary survey）の間は、脊椎・脊髄の二次的損傷を避ける

ことを目的に、基本的には頸椎カラーを装着した状態となります。しかし、頸椎カラーはその構造や使用目的から皮膚との密着性が強く、かつ部分的に圧がかかります。そのため、長時間の装着では皮膚トラブルや褥瘡発生の原因になることを理解しておかなければなりません。また、患者にとっても非常に苦痛を強いる処置であることも知っておいてほしいポイントです。

頸椎カラーを除去する際は、診察後に医師の指示のもとで行うことを原則とします。患者の意識がしっかりしていて正確な所見がとれる場合には、自覚所見、他覚所見、神経学的所見に異常がないことを確認し、患者に能動的に頸椎をゆっくり動かしてもらい、痛みがなければ除去の判断となります。患者の意識がはっきりしておらず正確な所見がとれない場合や、痛み・神経障害がある場合、受傷機転によっては画像診断をもとに判断をしていきます **図3**。正確な診断により頸椎・頸髄損傷が否定されるまでは、頸椎カラーを含めた頸部の安静保持のための介入が必要となります。ただし、頸部の観察をする場合や緊急的に気道確保が必要となった場合には、一時的に頸椎カラーを解除することもあります。その場合には用手的に頭部保持を行い、頸椎の安静を保つことが必要です。

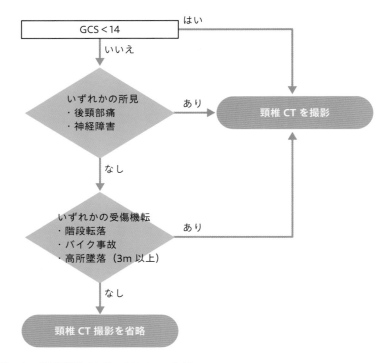

```
                        GCS ＜ 14              はい
                             │いいえ
                             ▼
                    ◇────────────◇
                   ╱ いずれかの所見  ╲    あり
                  ╱  ・後頸部痛      ╲ ──────────→  頸椎 CT を撮影
                  ╲  ・神経障害      ╱                    ▲
                   ╲              ╱                      │
                    ◇────────────◇                      │
                          │なし                          │
                          ▼                              │
                    ◇────────────◇                      │
                   ╱ いずれかの受傷機転 ╲   あり            │
                  ╱  ・階段転落      ╲ ──────────────────┘
                  ╲  ・バイク事故    ╱
                   ╲ ・高所墜落（3m以上）╱
                    ◇────────────◇
                          │なし
                          ▼
                    頸椎 CT 撮影を省略
```

図3 **頸椎 CT の撮影基準**（文献 1 より引用・改変）

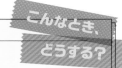

臨床例① **寒い時期の外傷患者に**
頸椎カラーを装着するとき

　頸椎カラー装着の目的は、頸椎・頸髄の二次的損傷をきたすような動揺を防ぐことです。高い固定性を維持するためには、衣類や髪の毛などが巻き込まれないように固定する必要があります。冬場は患者が厚手の衣類を着込んでいることもあり後頸部にスペースがなく、頸椎カラーの装着がより難しくなります。また、患者の髪が長い場合にも頸椎カラーのマジックベルトに髪が絡まってしまい、十分に固定できないこともあります。これでは頸椎カラーを使用する意味がなくなりますので、可能な限り衣類や髪の毛を挟まないように注意して装着しましょう。マジックベルトの挿入時に衣類などに引っかかったり、折れ曲がったりすると引っ張り出しにくくなるため、通常の装着よりもさらに動揺を与える可能性があります。頭部保持者と十分な打ち合わせを行いながら実施することがポイントです。

臨床例② **小児の患者が来た**

　小児は頸部が短いことに加えて頭部が大きく、靭帯が脆弱であるという身体的特徴があります。成人と比べると小児の脊髄損傷の発生率は低いですが、転落や事故、虐待などで生じることもあります。また、小児の外傷では、頸椎・頸髄損傷が上位頸椎に多いことが特徴の一つです。さらに、単純 X 線や CT 検査所見では異常を認めない非骨傷性頸髄損傷（spinal cord injury without radiographic evidence of trauma；SCIWORET）である場合も少なくないです。

　小児では安静を保持することが難しい場合もあり、十分な脊椎保護のためには工夫を要します。小児用の小さいサイズの頸椎カラーもあるので、体格や頸部のサイズに合ったものを選択しましょう 図4 。また、小児は後頭部が突出しているため、臥位の状態では頸部が前屈位となって気道閉塞を起こしやすかったり、頸椎カラーによる圧迫感・梗塞感が強くなったりします。背中に薄いタオルなどを敷いて頸部前屈位が補正されるような体位調整をすることも、有効な頸椎・頸髄の二次的損傷予防につながります 図5 。

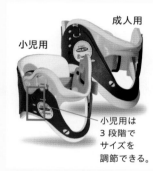

成人用

小児用

小児用は
3 段階で
サイズを
調節できる。

図4 スティフネックセレクト®
（写真提供：レールダルメディカル
ジャパン）

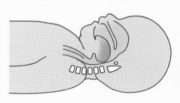

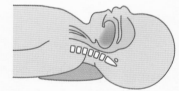

小児は後頭部が突出しているため
頸部前屈位になりやすい　　→　　背中に薄いタオルなどを敷いて
頸椎を保護する

図5 小児の身体的特徴

引用・参考文献
1) Inagaki, T. et al. Development of a new clinical decision rule for cervical CT to detect cervical spine injury in patients with head or neck trauma. Emerg Med J. 35 (10), 2018, 614-8.
2) 日本外傷学会外傷診療ガイドライン改訂第 6 版編集委員会編. " 脊椎・脊髄外傷 ". 改訂第 6 版外傷初期診療ガイドライン JATEC. 日本外傷学会・日本救急学会監修. 東京, へるす出版, 2021, 174-6.

（福島綾子）

23 骨折固定（RICE 療法）

【RICE 療法とは】
スポーツ外傷などをはじめとする軟部組織損傷に対する応急処置。

 キホン手技 ビジュアル解説 （下肢の場合）

安静（rest）

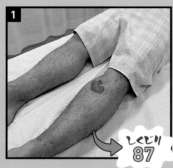

1
・下肢の場合はベッドなどで臥位状態にして安静（rest）にする。
・上肢の場合はいすなどに坐位状態にする。

2
患者に実施目的を説明し、同意を得る。

しくじり 87

冷却（icing）

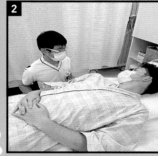

氷囊

3
・氷水はビニール袋や氷囊に入れ、空気を抜く。
・氷水を入れた袋を両手で数回擦り込み、氷の角を除去する。
・ビニール袋の場合はタオルなどで覆い、結露を防止する。

4
患肢に直接もしくは患肢側面に氷囊などを当てる。

圧迫（compression）

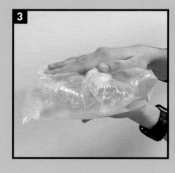

弾性包帯
で圧迫

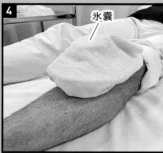

しくじり 88

5
・タオルや厚手のガーゼを当て、弾性包帯などを用いて圧迫を行う。
・RICE 療法中は、冷却しながら弾性包帯で圧迫固定する。

6
受傷直後から 48 時間までは、20 分程度の冷却を 1〜2 時間ごとに繰り返し実施する。

挙上（elevation）

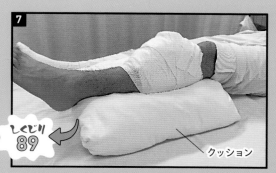

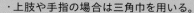

しくじり 89

クッション

・下腿や下肢の外傷の場合は枕やクッションを用いて心臓より高い位置で挙上する。
・上肢や手指の場合は三角巾を用いる。

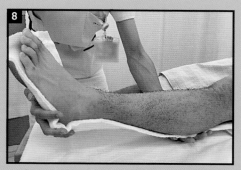

スプリント材やプラスチックキャストなどの副子固定を行う。

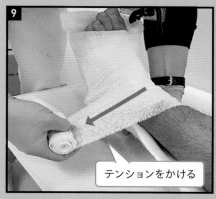

テンションをかける

弾性包帯はテンションをかけながら、遠位側（末梢側）から近位側（中枢側）に向かって固定する。

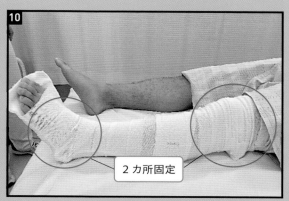

2カ所固定

良肢位に保持し、2関節固定（2カ所固定）で行う。

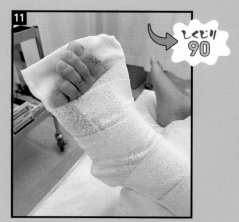

しくじり 90

圧迫によって末梢循環障害や末梢神経障害を起こしていないか、注意しながら観察する。

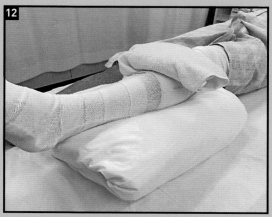

固定後はRICE療法を継続する。

しくじり ✕87 骨折した部位（患側）を心臓より下にした

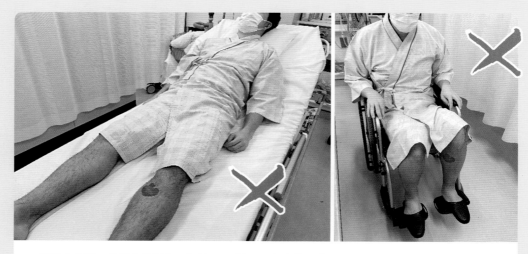

　患肢を心臓の位置よりも下にすると、下肢への血流量が増加します。骨周囲の微小血管の損傷が生じると、内出血や痛み、腫脹を伴います。すでに圧迫コントロール中であっても、うっ血や炎症の悪化や腫脹の増大などの合併症を引き起こします。可能な限り心臓と同じ高さに維持しながら看護ケアを行うことが重要です。

しくじり ✕88 「寒い」と訴えがあったので、患肢を温めた

　患肢を保温すると血流増加を助長し、内出血や再出血を起こします。さらに腫脹を増大させ、痛みや治療の遅延にもつながります。患肢は 20 分以上の冷却はせず、末梢循環状態や皮膚温度、痛覚を確認しながら慎重に行います。患者が寒さを訴えたら、患肢を保温するのではなく体幹部を保温し、安楽に努めます。

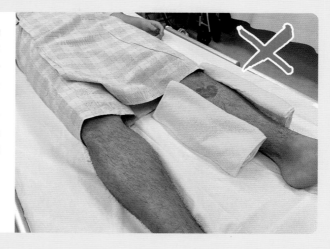

しくじり ✕89 「トイレに行きたい」と訴えがあったので、車いすに足を下ろして移動した

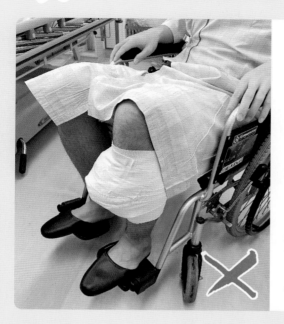

受傷直後から 72 時間までは、患肢の腫脹が最大に達します。腫脹が消退傾向でも、下垂によって容易に再腫脹を起こしやすい状態にあるため、患肢は積極的に挙上し、最大限の腫脹増大防止に努めましょう。

写真では、すでに RICE 療法を始めていますが、あくまでも対症療法であり根本的治療ではありません。RICE 療法中であっても、患肢は心臓と同じ高さに維持し続けることが重要です。写真のように下垂した状態で移動を行うと、下肢の血流増加に伴い内出血の進行や、うっ血、炎症の悪化などの合併症を引き起こす可能性もあります。車いす乗車中は、可能な限り膝もしくは股関節よりも高く挙上し、安静を保持しながら移動介助などを行う必要があります。

しくじり ✕90 シーネ固定後の神経障害と循環障害を見逃してしまった

シーネ固定中は、損傷部位より遠位側の末梢循環不全（チアノーゼなど）や末梢神経障害がないことを確認します。場合によっては重篤な後遺症につながる恐れがあるので注意しましょう。骨折固定では圧迫を目的とするため、弾性包帯を用います。下腿の場合は末梢側（遠位）から中枢側（近位）に向かって螺旋帯で巻いていきます。

このとき、腫脹や浮腫、創傷などがないかを観察しておきましょう。きつく巻きすぎてしまうと、遠位側で腫脹や浮腫を悪化させてしまう可能性

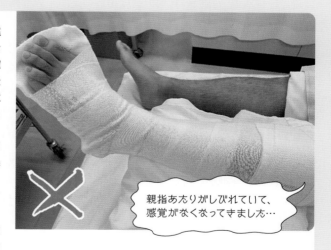

親指あたりがしびれていて、感覚がなくなってきました…

があります。また、末梢神経障害を予防するために、包帯を巻く際は力加減を一定に維持しながら行うことが重要です。RICE 療法を併用した圧迫の場合は、圧迫時間は 20 分程度を目安とし、内出血や皮膚障害など生じていないか注意して観察する必要があります。

必ずしも創部直上を
冷却するわけではない！

≫ 患者の反応を見ながら冷却部位を調整する！

　冷却は、抗炎症や鎮痛作用がある一方で、創部直上に置かれる氷嚢によって痛みや苦痛を伴う場合があります。スプレータイプの冷却剤などとは異なり、氷水は約4cm程度の深部まで冷却することができます。そのため、創部直上でなくても、患部周囲であれば十分な冷却効果を発揮できます。

　ただし、過度の冷却は生体防御機能を阻害し、患肢の炎症反応に対する自己治癒力の低下や軟部組織損傷を引き起こします。感覚鈍麻が生じ始めた時期（冷却開始から20分前後）が中断のサインです。完全な感覚麻痺や皮膚色が白色になるまでの冷却は避け、皮膚温、腫脹の程度、動脈拍動の有無、本人の訴えにも配慮します。

骨折や靱帯・腱損傷なども
「侵襲」と捉える

≫ 敗血症の発生に留意する！

　骨折や靱帯、腱損傷などが生じると、侵襲に伴い患肢の熱感や腫脹が発症します。これにより、患肢の治癒力を低下させ、全身性炎症反応症候群（SIRS）や組織の低酸素などを引き起こし、敗血症へ発展するケースもあります。qSOFAスコアや早期警告スコア（NEWS）などを用いて定期的にモニタリングし、急変リスクを回避することが重要です。

RICE療法時または骨折固定時、
内出血や腫脹などの合併症の
抑制を図る

≫ できるだけ膝を屈曲させておく！

　固定時には出血による痛みや腫脹、関節拘縮などに伴う関節可動域制限、末梢神経障害の発症が多く認められます。膝をできるだけ屈曲させておくことで、大腿部前面の膝伸筋群が緊張し、生理的な圧迫が加わることで出血や腫脹を抑制し、合併症を軽減できます。

　下腿の場合は、腓骨神経麻痺に注意します。拇趾の背屈や足関節運動の可否、感覚・知覚異常（足趾デルマトームL5付近）がないかを定期的に観察します。

　スポーツ外傷の世界では、RICEにProtection（保護）を含めたPRICE療法という概念があります。RICEのRestのように単に休息させるだけでなく、「保護する」ことが重要であるというものです。保護の目的は、①出血を最小限に抑えて患部の腫脹を抑制すること、②悪化させないことの2点です。急性軟部組織損傷後は短時間の除荷が必要であり、積極的な歩行や運動は避けるべきです。しかし、安静は限られた期間とし、特に外傷直後は限定すべきです。長時間の除荷は有害であり、組織のバイオメカニクスや損傷部位の形態に悪影響を及ぼすとされているため、適度な時間と（P/R）ICEを実施すべきとされています。

こんなとき、どうする？

臨床例① 「服を切りたくない！」と言う患者

　ライダースーツやブランドの服などを身につけている患者からは、よく耳にする言葉です。しかし、骨折肢に対し RICE 療法を行ったとしても創部の腫脹は免れず、衣服を着脱できなくなる恐れがあります。骨折部位によっては腫脹が顕著になり、ゆとりのない衣服を着用していることによって圧迫が強くなり、痛みや神経障害が出るリスクもあります。衣服裁断時は、十分な説明を行った上で裁断もしくは脱衣の選択を行います。可能であれば、固定処置を行う前に実施しておくのがベストです。

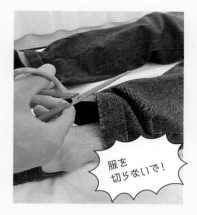

服を切らないで！

臨床例② 痛みが強く、指示が入らない患者

　痛みが強いからといって、患者の訴えに負けてそのままの肢位で固定するのは厳禁です。そのまま固定してしまうと良肢位を保つことができず不良肢位で骨癒合することとなり、日常生活に支障をきたす可能性があります。必ず自然肢位を理解した上で固定を行い、痛みが強い場合は医師と協議し鎮痛薬や鎮静薬の使用も考慮します。苦痛をある程度除去してから骨折固定を行うのがよいでしょう。

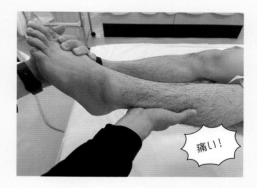

痛い！

引用・参考文献
1) 日本外傷学会外傷初期診療ガイドライン改訂第 6 版編集委員会編. "第 12 章四肢外傷". 改訂第 6 版外傷初期診療ガイドライン JATEC. 日本外傷学会・日本救急医学会監修. 東京, へるす出版, 2021, 184.
2) 大城陽平ほか. "Ⅳスポーツ・アウトドアでのファーストエイド". 救急医学 臨時増刊号. 44 (13), 2020, 1776-85.
3) 斉藤究編. 教えて！救急 整形外科疾患のミカタ. 東京, 羊土社, 2014, 287p.
4) 桜庭景植. スポーツ障害・外傷とリハビリテーション：陸上競技. Journal of Clinical Rehabilitation. 21 (2), 2012, 174-82.
5) Wolfe, MW. et al. Management of ankle sprains. American Family Physician. 63 (1), 2001, 93-104.
6) 小倉さとみほか. 骨折患者の看護のギモン. 整形外科看護. 15 (1), 2010, 34-41.
7) Bleakley, CM. et al. PRICE needs updating, should we call the POLICE?. Br J Sports Med. 46 (4), 2012, 220-1.
8) Association of Chartered Physiotherapists in Sports Medicine（ACPSM）. Acute Management of Soft Tissue Injuries. https://www.physiosinsport.org/media/wysiwyg/ACPSM_Physio_Price_A4.pdf（2023/12/18）

（宇野翔吾）

24 体温管理（保温・冷却）

保温

・深部体温（直腸温や膀胱温など）を測定し、低体温の程度を評価する。
・事前情報で低体温があれば、室温を最大設定（可能なら 32℃）に上げておく。

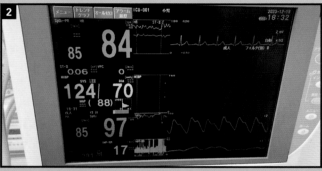

保温を行う前に患者の状態を観察し、バイタルサインを測定して敗血症やショックがないことを確認する。

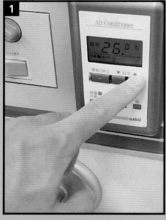

患者に実施目的を説明し同意を得る。

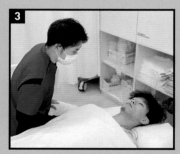

深部体温の連続的なモニタリングを開始する。

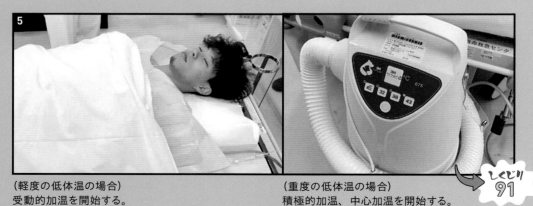

（軽度の低体温の場合）
受動的加温を開始する。

（重度の低体温の場合）
積極的加温、中心加温を開始する。

しくじり91

冷却

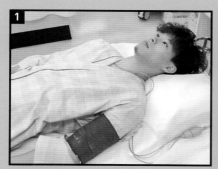

発熱や熱中症による高体温などの存在を
確認する。

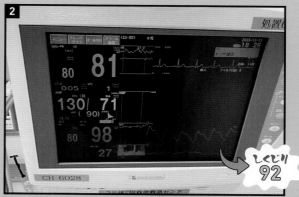

しくじり
92

・冷却を行う前に、患者の状態を観察し、バイタルサイン
　測定をして敗血症やショックがないことを確認する。
・また、シバリング（悪寒や悪寒戦慄）が起きていないこ
　とを確認する。

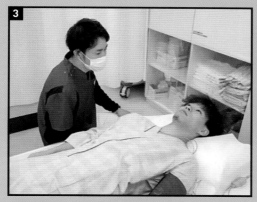

患者に実施目的を説明し同意を得る。

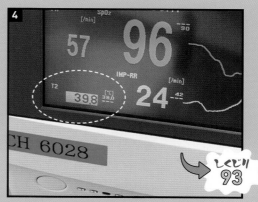

しくじり
93

深部体温の連続的なモニタリングを開始する。

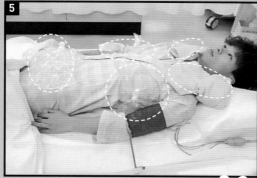

・表面クーリングを実施する。
・可能であれば、解熱薬・鎮静薬
　との併用が望ましい。

しくじり
94

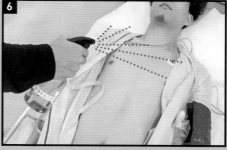

・ぬるま湯タオルで清拭、または霧吹き＋扇風
　機を用いた蒸散冷却法を実施する。
・効果がなければ、冷却ブランケットや冷却
　輸液、Cool Line® などの血管内冷却装置の
　使用を検討する。

しくじり ✕91 輸液を電子レンジで温めた

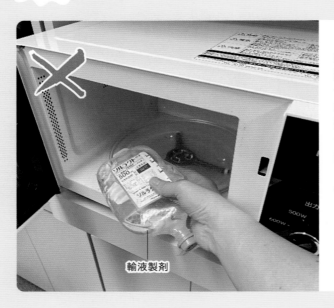

輸液製剤

電子レンジでの加温は、加温状態にバラつきが出るため、輸液製剤の温めには使用すべきではありません。加熱によって、一部の輸液成分とバッグ内の空気が膨張し、破裂する可能性もあります。急ぐときは、輸血部などにある恒温槽やFFP（新鮮凍結血漿）融解装置などを用いるか、輸液加温システムを使用することが望ましいです。

しくじり ✕92 37.5℃でシバリングを認めたため、クーリングして解熱薬を投与した

厚生労働省は、発熱を 37.5℃以上 [1] と定義しています。シバリングは、視床下部の体温調節中枢にあるセットポイント値（あらかじめ決められている体温の設定値）が正常から逸脱することで発症し、これを基準値に戻す生理的な反応です。悪寒戦慄はこの一種とされています。積極的なクーリングや解熱薬投与によってシバリングを阻害すると、患者の状態を悪化させる原因となります。

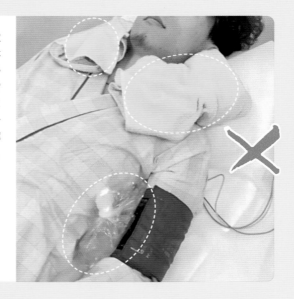

しくじり ×93　原因をアセスメントせずに解熱薬を投与してショックになった

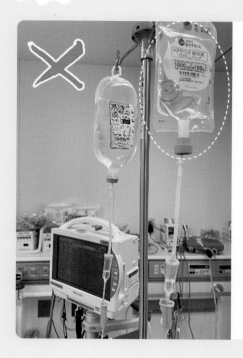

　発熱または高体温があるからといって、原因がわからないまま安易に解熱薬を投与するのは危険で、ショックを引き起こすことがあります。

　アセトアミノフェンは、平均血圧が 6.6 ± 6.0mmHg 低下することが報告されています[2]。ショックの患者では、この薬剤性の血圧低下によりさらなる臓器血流低下をきたす可能性があります。必ずバイタルサインを含めた循環動態の評価を行った上で、慎重に投与する必要があります。

しくじり ×94　アルコールを含む冷湿布を貼り、鼠径部をクーリングした

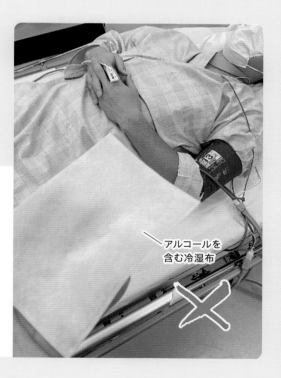

アルコールを含む冷湿布

　パップ製剤（いわゆる冷湿布）には、主成分ではないもののエタノールが含まれているものがあります。これに加え、メントールが加えられているものが多く、水分も多く含まれており、冷感・冷却効果が期待できるとされています。しかし、実際に深部体温を下げるほどの冷却効果はなく、皮膚障害をきたしやすいのが特徴です。

発熱時の看護はこうする！

　発熱時は、「発熱」と「高体温」を明確にしておく必要があります。観察時、悪寒などがあれば菌血症のサインであり注意が必要です。一方、シバリングがある場合には、セットポイント値に合わせて体温を上昇させている生理的な状態です。クーリングは患者の症候や苦痛を増強させる原因にもなります。いずれの場合も、敗血症の有無を SIRS や qSOFA スコアを用いて把握しておくとよいでしょう。

解熱鎮痛薬投与前後のポイント

　高体温の場合、解熱鎮痛薬使用は効果がありません。一方、発熱であったとしても、原因が特定されずに投与すると熱型がマスキングされてしまい、ショックの進行や病態に気づけない可能性があります。解熱鎮痛薬の使用は、原因が特定されてからが望ましいです。

　解熱鎮痛薬の投与後は、解熱や発汗、倦怠感などの随伴症候が消失したかを確認する必要があります。

低体温症の復温時に留意する点

　低体温症の復温時は、それまで収縮していた末梢血管が表面温度の上昇に伴い拡張することで、相対的循環血液量が減少し、血圧低下が起こることがあります。この現象を「リウォーミングショック」といいます。また、「アフタードロップ」は、低温

の血液が拡張した末梢血管や中心循環へ流入することで、深部体温が低下する現象です。急激な復温に留意しながら、心室細動などの致死性不整脈の発生、循環状態の異常には敏感に察知し看護しましょう。

解熱鎮痛薬よりも クーリングの方が有効！

　敗血症患者の場合、クーリング群と解熱薬投与群で比較した研究では、28 日死亡率は解熱薬投与群の方が 2.1 倍高くなった[3]との報告があります。解熱薬投与は予後不良の原因となり、クーリングは死亡率を上昇させないというものです。発熱に伴う苦痛が少ない場合は、まずクーリングから始めることが重要と言えます。

42℃と4℃の輸液単独投与は 効果がない

　42℃の輸液を 1L 投与しても 0.1℃しか上がらず、4℃の輸液を 2L 投与しても平均体温を 1℃低下させることしかできません。これらによる効果は、体温の維持程度です。

保温と冷却に利用できるデバイス

　救急領域で用いられる保温・冷却デバイスは多岐にわたります。それぞれの特徴・用途を明確に把握しておくことが重要です。室温の適温設定以外の保温材として、毛布、電気毛布、タオルケット、ブランケット、保温輸液などがあります 表1 。

表1 保温・冷却に用いるデバイスと使用用途、適応、特徴

使用用途	適応	特徴	治療法／主な製品名（メーカー）
非侵襲的保温・冷却	発熱、高熱、高体温、熱中症	頸部、腋窩、鼠径部などの大血管の表皮的冷却	・氷水または氷嚢などを用いた冷却
	高体温、熱中症、低体温症	体表面の保温・冷却方法	・微温湯の噴霧または温タオルで清拭後、扇風機を送風 ・アイスバス
侵襲的加温・冷却	高体温、低体温症	冷生食または温生食を用いてカテーテルから体腔内に注入	・胃洗浄・冷却 ・胸腔内洗浄・冷却 ・膀胱内洗浄・冷却
温風加温	低体温症、周術期、ショック	正確な温度の温風を供給 数段階設定可能	・3M™ ベアーハガー™ ペーシェントウォーミング（スリーエム）
温熱加温（熱伝導式）	低体温症、周術期	ブランケットなどはリユースが多い	・ホットドッグ患者加温システム（パラマウントベッド）
体表加温・冷却	高体温、熱中症、低体温症、周術期、蘇生後の体温管理療法	ウォーターパッドを用いた加温・冷却 患者体温測定不可	・メディサームⅢ（アイ・エム・アイ）
	高体温、熱中症、低体温症、蘇生後の体温管理療法	正確な体温管理（0.1℃ごとに設定） 患者体温測定可能 ジェルパッドを用いて加温・冷却	・Arctic Sun™5000（メディコン）
血管内体温管理（乾熱式）	低体温症、ショック	40℃前後の固定温設定 血管流入直前まで加温可能	・LEVEL1 レベル1 ホットライン（スミスメディカル）
	低体温症、ショック	急速輸液・輸血の投与が可能 そのほか、上記同様	・LEVEL1 レベル1 システム1000（スミスメディカル）
中心加温	高体温、熱中症、低体温症、蘇生後の体温管理療法、頭部外傷、くも膜下出血	正確な体温管理（0.1℃ごとに設定） 熱伝導で血液自体を冷却 体表面を覆うことなく処置が可能	・サーモガードシステム（旭化成ゾールメディカル）
	低体温症、蘇生後の体温管理療法	ECMOを用いた体外循環式復温法	・キャピオックス®（テルモ）

臨床例① 全身が汗でびっしょり！来院時は既に低体温の患者

　体液などで衣服が濡れている場合は容易に低体温となります。加えて、既に低体温の場合も含め、出血を助長しやすくなるだけでなく、死の3徴候と呼ばれる「代謝性アシドーシス」「凝固障害」「低体温」が発生しやすい状況となり、生命を脅かすこととなります。看護ケアで最も介入しやすいのは、「低体温」に対する保温です。これにより、代謝性アシドーシスや凝固障害を回避できる可能性があります。したがって、早急な脱衣と保温が重要です。

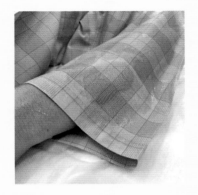

臨床例② 高体温で搬送されてきた女性の体温を下げたい

　本来であれば体幹部の肌に直接、霧吹きで水を吹きかけて扇風機で冷却しますが、女性の場合はプライバシーへの配慮が必要です。体幹部を冷却する際は、胸部や鼠径部などを露出しないよう、頸部や脇の下、大腿部など可能な限り露出を抑えて冷却するようにします。

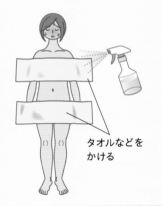

タオルなどをかける

引用・参考文献
1）　厚生労働省. 感染症法に基づく医師の届出のお願い：別紙 医師及び指定届出機関の管理者が都道府県知事に届け出る基準. https://www.mhlw.go.jp/content/10900000/000788099.pdf (accessed 2022-02-02)
2）　江木盛時ほか. 重症患者に対する解熱処置. 日本集中治療医学会雑誌. 19 (1), 2012, 17-25.
3）　Lee, BH. et al. Association of body temperature and antipyretic treatments with mortality of critically ill patients with and without sepsis: multi-centered prospective observational study. Crit Care. 16 (1), 2012, R33.
4）　田中亮ほか. 熱中症患者の体温管理における血管内冷却システムの使用経験. 日本集中治療医学会雑誌. 23 (4), 2016, 398-401.
5）　水谷肇ほか. いま見直したい、発熱診療のキホン：発熱のメカニズム. レジデントノート. 23 (7), 2021, 933-9.
6）　関根良介. IV スポーツ・アウトドアでのファーストエイド. 救急医学 臨時増刊号. 44 (13), 2020. 1804-9.

（宇野翔吾）

25 体位管理

キホン手技 ビジュアル解説

体位管理の基本は、生理学的な不具合を生じさせない体位に整え、姿勢変化によって生じる生理学的変化を回避する看護技術とされている。

仰臥位

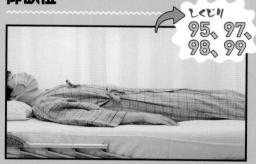

しくじり
95、97、98、99

- 基底面積が広く安定しており、筋肉や内臓器官に負担が少なく、エネルギー消費も少ない。
- 休息・診察・処置の際に用いる。
- 呼吸機能の低下、舌根沈下、痰の貯留などのリスクが高いため気道・呼吸の観察を行う。

側臥位

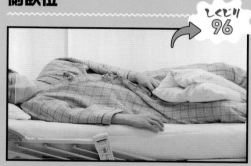

しくじり
96

- 舌根沈下や唾液誤嚥の予防（気道確保）、痰のドレナージの際に用いる。
- 筋肉が弛緩し安楽となるよう、腕・膝・股関節を屈曲位とする。
- 頭部の前屈・後屈は筋緊張の助長や呼吸運動障害につながるため、適切な頭部の高さに調節する。
- 体幹のひねりは、筋緊張の助長、循環障害、褥瘡発生につながるため、肩・腰のラインを平行に調節する。

除圧体位

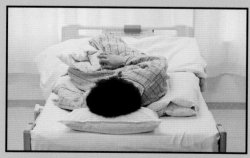

- 圧力を分散させるために、接触面積を広くする。
- 接触面積が広くなるよう、沈み込みが大きく体の凹凸に沿うようなマットレスや枕を使用する。
- 経時的に接触面を変化させ、圧力がかかる時間を短縮させる。

ファーラー位

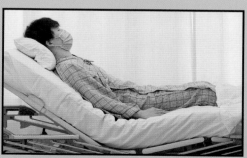

- ずり下がり防止のために軽く膝を曲げ、上半身を45°程度起こす。

しくじり ×95 　心不全、呼吸困難、肺炎の患者を仰臥位にした

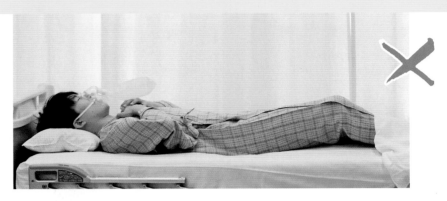

　心不全では、左室駆出の障害によるうっ血が生じています。仰臥位になると心臓に戻る静脈還流量が増加しうっ血の増悪をきたすため、呼吸困難感が増強します。

　一方、坐位や半坐位をとることで、横隔膜が下がり腹部臓器が重力で下垂するため、横隔膜への圧迫が減少します。その結果、肺の伸展が容易となり、呼吸困難感が減少します。よって、心不全などの患者では、坐位や半坐位をとるようにします。

しくじり ×96 　長時間、麻痺側を下にしていた

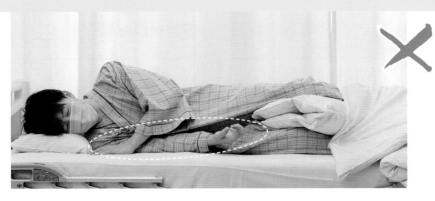

　麻痺がある患者では、麻痺側の不使用と関連する静脈系のうっ血増加、麻痺肢筋のポンプ機能の欠如、リンパ還流障害、緊張の障害などから浮腫を生じやすくなります。また麻痺側は、感覚障害など痛みを感じにくいことがあり、褥瘡の発生や関節脱臼、重度の循環障害を招く可能性があります。

　これらから、長時間同一体位となるときは麻痺側を上にした体位とします。

しくじり×97 腹痛があるのに足を伸ばすように指示した

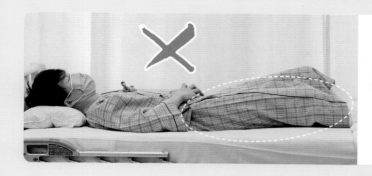

腹痛がある場合は、下肢を屈曲した姿勢をとることで腹壁の緊張が和らぎ腹痛が緩和されます。

しくじり×98 脳出血があるのに仰臥位で管理した

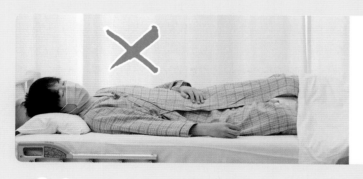

脳梗塞や脳出血、くも膜下出血、頭蓋内手術後などでは、脳への血液灌流量を減少させて、脳浮腫の増悪や頭蓋内圧亢進を予防するために、頭位挙上30°とします。

しくじり×99 褥瘡があるのに圧再分配の仕方を知らなかった

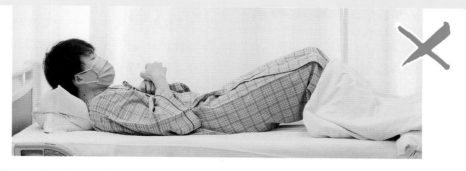

褥瘡は、圧力がかかり骨によって圧迫された軟部組織の不可逆的な阻血性障害です。褥瘡の増悪・疼痛予防として、接触面積を広くし、圧を分配させることが重要とされています。側臥位では、広い面積の殿筋で体を支える「30°側臥位」がよいとされています。ただ、痩せている患者では殿筋が乏しく、腸骨部や仙骨部へのあたりを作ってしまうため注意が必要です。

体位と換気量・循環の変化

仰臥位は機能的残気量が最も少なく、肺が拡張しにくい体位[1]とされています。さらに仰臥位時は、背側で腹圧が$20cmH_2O$前後上昇し、横隔膜を押し上げ肺を圧排するため、横隔膜の動きの制限や、換気量の低下、呼吸仕事量の増加をもたらします。一方、側臥位は、仰臥位より胸腔内圧・腹圧が低く機能的残気量も増え、肺が拡張しやすい姿勢とされています[2]。

心不全では左室拍出が障害され肺胞毛細血管のうっ血が生じ、血液中の水分が漏出した結果、胸水貯留が起こります。しくじり95でも示したように、仰臥位になると横隔膜が胸腔内臓器を押し上げ、腹部や下肢の体液も胸腔内へ移動し、心臓に戻る静脈還流量が増加します。仰臥位では胸腔内血液が400mL以上増加するとされており、肺毛細血管のうっ血がさらに増加し胸水増加につながります。

腹痛のメカニズムと体位の特徴

腹痛には内臓痛と体性痛があります。内臓痛は消化管の急激な拡張による伸展、収縮によって起こり、交感神経の求心性線維を介して痛みの情報が伝えられます。腹壁の緊張が高まると痛みが増強するともいわれています[3]。これらから、下肢を屈曲した姿勢をとることで腹壁の緊張が和らぎ腹痛が緩和されます。

体性痛は、壁側腹膜の炎症などの化学物質の刺激により痛みが生じており、体動・振動・伸展刺激で痛みが増強します。そのため腹膜炎の際は、前屈み歩行になったり、歩行を拒否し車いすでの移動を好んだりします。また、膝を引き寄せた姿勢をとり体位変換を嫌がることもあります。膵炎でも同様の理由で、臥位より坐位を好むとされます。

頭蓋内灌流量と体位

頭位挙上の角度により頭蓋内灌流量は変化します。30°に比べ15°では中大脳動脈の血液平均流速が12%上昇し、30°から0°にすると20%上昇するとされ、頭位挙上0°が最も頭蓋内圧が高くなります。脳梗塞・脳出血・開頭手術後は、脳浮腫をきたすリスクがあり、状況によっては脳ヘルニアを起こし生命に関わることもあります。

これらのことから、脳出血・開頭手術後の急性期や、脳梗塞後の脳浮腫リスクがある時期は、頭位挙上30°の体位とします。

脳卒中と頭位

脳梗塞急性期では、頭位を水平位にする必要があるとされていました。1970年以後、急性期脳梗塞患者において頭位0°と30°を比較した場合、水平に近いほど脳血流量の増加に影響するとの報告が散見されますが、いずれも小規模の報告であり、転帰についての検討はされていないことが指摘されています。

これらを受けたわが国での大規模研究結果では、National Institutes of Health Stroke Scale（NIHSS）が4点の比較的軽度の神

経障害事例において、体位による神経学的予後および合併症（肺炎、そのほか重篤な合併症）の有意差は見られなかったと報告しています[4]。しかし、重症例での症例数が少ないため、さらなる検討が必要とされています。

また、主幹動脈閉塞例において頭位挙上30°と－15°を比較した研究では、－15°とした群で48時間後のNIHSSが良好であったとの報告もあります[4]。

これらより、急性期脳梗塞における頭位挙上に関しては「適切な開始時期は不明だが、少なくとも、急性期脳卒中に対して一律に入院直後から24時間頭位挙上しておくことは転帰に影響しない」「主幹動脈閉塞症例など一部の患者では注意すべきかもしれないが、ベッド上フラットによる誤嚥性肺炎など合併症リスク増加の懸念を考慮すれば、急性期脳卒中患者を一律にベッド上フラットで維持する必要性は乏しいと思われる」とされています[4]。

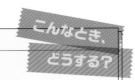

臨床例① 嘔吐時は右側臥位？ 左側臥位？

　救急領域では、嘔吐を併発している患者が多くいます。嘔吐は嘔吐中枢への刺激により生じます。

　嘔吐時は坐位前傾姿勢をとり、誤嚥を予防することが重要となります。しかし、病態により安静臥床を要する場合、体位により症状が悪化する場合、意識障害により坐位が保てない場合など、坐位をとれないことがあります。これらの場合、仰臥位のままでは吐物による誤嚥を生じるリスクがあるため、側臥位とします。誤嚥を予防するだけであれば、右側臥位・左側臥位、どちら向きでも効果はあります。左側臥位とすると、胃底部が下になるため、胃内の食物は大湾側にたまりやすくなります。薬物中毒や異物誤飲などの場合は、腸への流出を防ぐ目的で左側臥位とします。また左側臥位は、噴門部が上を向き逆流のリスクが減るため、胃食道逆流症などでは左側臥位とします。

　逆に胃内の食物の停滞・膨満感などにより悪心・嘔吐がある場合は、右側臥位をとることで楽になることがあります。

臨床例② 妊婦は右側臥位？ 左側臥位？

　妊娠末期の妊婦や下腹部腹腔内腫瘤の患者では、仰臥位をとった際、脊柱の右側を上行する下大静脈を子宮や腫瘤が圧迫し、右心房への静脈還流量が減少するため、心拍出量が減少する仰臥位低血圧症候群が起こりやすくなります。仰臥位低血圧症候群は、血圧下降、頻脈、悪心・嘔吐、冷汗、顔面蒼白、呼吸困難、ときに虚脱のような症状を呈します。

　これらのことから、妊娠末期の妊婦や下腹部腹腔内腫瘤の患者では、左側臥位とすることで右心系に血液が戻ってくるため、症状は速やかに改善します。

引用・参考文献
1) 久住武. 身体的アプローチ 体性痛と内臓痛. 心身健康科学. 4 (1), 2008, 10-7.
2) 間瀬教史. 体位により変化する換気運動と呼吸機能. 日本呼吸ケア・リハビリテーション学会誌. 28 (3), 2020, 365-70.
3) 急性腹症診療ガイドライン出版委員会編. 急性腹症診療ガイドライン 2015. 東京, 医学書院, 2015, 188p.
4) 日本脳卒中学会「脳卒中急性期リハビリテーションの均てん化および標準化を目指すプロジェクトチーム」. 脳卒中急性期リハビリテーションの指針 (2023 年 5 月 1 日). 脳卒中. 46 (1), 2014, 47-86.
5) 湯田智久ほか. 回復期リハビリテーション病棟入院患者における脳損傷後の麻痺側上肢に生じる浮腫の関連要因の検討. 第 49 回日本理学療法学術大会抄録集. 41 (Suppl. 2), 2014.
6) 日本褥瘡学会編. 褥瘡ガイドブック. 第 2 版. 東京, 照林社, 2015, 272p.
7) 日本褥瘡学会編. 褥瘡予防・管理ガイドライン. 第 5 版. 東京, 照林社, 2022, 112p.

（大瀧友紀）

索引

▶動画 WEB動画の視聴方法

本書の動画マークのついている項目は、WEB ページにて動画を視聴できます。以下の手順でアクセスしてください。

■メディカ ID（旧メディカパスポート）未登録の場合

メディカ出版コンテンツサービスサイト「ログイン」ページにアクセスし、「初めての方」から会員登録（無料）を行った後、下記の手順にお進みください。

https://database.medica.co.jp/login/

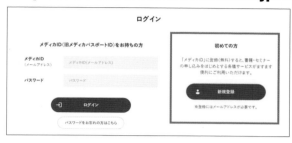

■メディカ ID（旧メディカパスポート）ご登録済の場合

①メディカ出版コンテンツサービスサイト「マイページ」にアクセスし、メディカ ID でログイン後、下記のロック解除キーを入力し「送信」ボタンを押してください。

https://database.medica.co.jp/mypage/

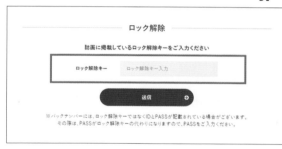

②送信すると、「ロックが解除されました」と表示が出ます。「動画」ボタンを押して、一覧表示へ移動してください。

③視聴したい動画のサムネイルを押して動画を再生してください。

ロック解除キー　QQtoranomaki_130062450

本書は、小社刊行の専門誌『Emer-Log』35巻3号（2022年3号）の特集「救急看護のエキスパートが指南する 救急看護技術の極意！—しくじりはこれでさよなら」をまとめて、大幅に加筆・修正し、増刊化したものです。

■ 読者のみなさまへ ■

このたびは本増刊をご購読いただき、誠にありがとうございました。編集部では今後も皆さまのお役に立てる増刊の刊行をめざしてまいります。本書に関するご感想・提案などがございましたら、当編集部（E-mail：emergency@medica.co.jp）までお寄せください。

Emer-Log エマログ 2024年 春季増刊（通巻449号）

新人・先輩 一緒に学べて根拠がわかる

救急ナースの看護技術 虎の巻

2024年4月5日発行　第1版第1刷

編　集：苑田 裕樹

発行人：長谷川 翔

編集担当：末重美貴・細川深春・江頭崇雄

編集協力：中垣内紗世・加藤明子

表紙・本文デザイン：市川 竜（株式会社創基）

イラスト：福井典子

発行所：株式会社メディカ出版　〒532-8588 大阪市淀川区宮原3-4-30 ニッセイ新大阪ビル16F

電話　06-6398-5048（編集）　0120-276-115（お客様センター）

03-5776-1853（広告窓口／総広告代理店 株式会社メディカ・アド）

https://www.medica.co.jp　E-mail emergency@medica.co.jp

組　版：株式会社明昌堂

印刷製本：株式会社シナノ パブリッシング プレス

定価（本体3,200円＋税）　ISBN978-4-8404-8283-7